Hoe vind ik het?

Hoe vind ik het?

Zoeken, interpreteren en opzetten van fysiotherapeutisch onderzoek

Derde herziene druk
G. Aufdemkampe
J. van den Berg
D.A.W.M. van der Windt

Bohn Stafleu van Loghum
Houten 2007

Samensteller(s) en uitgever zijn zich volledig bewust van hun taak een betrouwbare uitgave te verzorgen. Niettemin kunnen zij geen aansprakelijkheid aanvaarden voor drukfouten en andere onjuistheden die eventueel in deze uitgave voorkomen.

ISBN 978 90 313 4858 9
NUR 894

Ontwerp omslag: Studio Bassa, Culemborg
Ontwerp binnenwerk: Studio Bassa, Culemborg
Automatische opmaak: Alfabase, Alphen aan den Rijn

Eerste druk, eerste oplage 2000
Eerste druk, tweede oplage 2001
Tweede herziene druk, eerste oplage 2003
Tweede herziene druk, tweede oplage 2005
Derde herziene druk 2007

Bohn Stafleu van Loghum   Distributeur in België:
Het Spoor 2   Standaard Uitgeverij
Postbus 246   Mechelsesteenweg 203
3990 GA Houten   2018 Antwerpen

www.bsl.nl   www.standaarduitgeverij.be

Inhoud

Voorwoord bij de eerste druk

Dit boek is in zekere zin een product van de sterke ontwikkeling die de fysiotherapie in de laatste twee decennia heeft doorgemaakt. Terwijl in de jaren tachtig van de vorige eeuw de 'verwetenschappelijking' in algemene zin op gang kwam, werd het accent in de jaren negentig in toenemende mate gericht op 'evidence-based' richtlijnen voor het fysiotherapeutisch handelen. Hoewel het vak in ons land niet op universitair niveau is vertegenwoordigd (bij het verschijnen van de derde druk is dit wél het geval – red.), volgen steeds meer fysiotherapeuten een wetenschappelijke studie en is er inmiddels een respectabel aantal gepromoveerde fysiotherapeuten. De aandacht voor de wetenschappelijke onderbouwing is broodnodig, want de professie staat onder forse druk om aan te tonen dat de inspanningen doeltreffend en doelmatig zijn. Inmiddels is duidelijk dat er aan die onderbouwing nog veel schort en het is goed dat de fysiotherapie zelf nauw betrokken is bij het onderzoek dienaangaande.

De sterk toegenomen productie van voor fysiotherapie relevant onderzoek schept een nieuw probleem: 'Hoe vind ik als practicus mijn weg in de overvloed aan informatie?' Niet alleen de identificatie van interessante studies en overzichtsartikelen is lastig, maar ook de kritische beoordeling van de kwaliteit en relevantie ervan is verre van eenvoudig. Het voorliggende boek richt zich op deze vaardigheden en voorziet daarmee in een belangrijke behoefte. Aan de hand van talrijke recente voorbeelden die zijn ontleend aan de fysiotherapie wordt de lezer ingewijd in de haken en ogen van beschrijvend onderzoek, effectevaluaties en systematisch literatuuronderzoek. Volstrekt terecht wordt hierbij veel aandacht besteed aan de mogelijkheden en de eigenaardigheden van het internet.

De auteurs zijn door de wol geverfd, zowel in het verrichten van fysiotherapeutisch onderzoek als in het lesgeven over de methodologische principes ervan. Dat is te merken aan de didactische opbouw
van het betoog, het vermijden van onnodig jargon, en de verhelde-
rende opdrachten. Het boek is zowel geschikt voor zelfstudie als
voor gebruik in cursorisch onderwijs. Zonder reserve kan ik het van
harte aanbevelen aan fysiotherapeuten met interesse in de achter-
gronden van toegepast onderzoek.

Lex Bouter

Inleiding

Voor professionals in de gezondheidszorg is het belangrijk om te proberen de vakliteratuur bij te houden. Daarvoor is het handig als relevante artikelen – dit zullen vaak onderzoeksverslagen zijn, die men op hun waarde wil kunnen schatten – snel kunnen worden opgespoord in tijdschriften, websites, geautomatiseerde gegevensbestanden en cd-rom's.

Het doel van dit boek is om een eerste kennismaking te bieden met het zoeken en interpreteren van vakliteratuur, met name onderzoeksliteratuur. We hebben ons gericht op een zo praktisch mogelijke weergave van de stof en geven waar mogelijk relevante websites aan. Het boek is tevens geschikt voor zelfstudie. Elk hoofdstuk wordt voorafgegaan door doelstellingen en afgesloten met één of meer opdrachten.

Omdat steeds meer therapeuten gebruik maken van het internet, staat dit centraal in hoofdstuk 1 en wordt in andere hoofdstukken waar mogelijk verwezen naar interessante pagina's op het internet. Nu is het internet een relatief jong en dynamisch geheel en de adressen, zoals in dit boek weergegeven, kunnen nogal eens veranderen. Hierdoor kan het voorkomen dat u, als u een in dit boek weergegeven adres intikt, de boodschap krijgt dat dit adres is gewijzigd of niet meer bestaat. Een manier om die adreswijzigingen te ondervangen is het opnemen van de voor u relevante adressen in uw bladwijzers (Netscape Navigator of Firefox) of favorieten (Internet Explorer) en eens per week of maand de internetbrowser de opdracht te geven om de bladwijzers of favorieten bij te werken. De browser zal dan controleren of het adres nog correct is en zal het adres, indien het is gewijzigd, veranderen in het nieuwe adres. Een andere mogelijkheid is om in een algemene zoekmachine de kernbegrippen van die pagina op te geven (bijvoorbeeld: Medline + free) om zo bij het nieuwe adres te komen.

Hoofdstuk 2 geeft een aantal criteria waaraan meetinstrumenten moeten voldoen. We hebben hierbij niet geprobeerd volledigheid na te streven. De gepresenteerde selectie van begrippen is naar ons idee voor de meeste lezers voldoende om de vakliteratuur te kunnen interpreteren.

Hoofdstuk 3 is gewijd aan beschrijvend onderzoek. Het komt ons voor dat de beroepsgroep zich sterk richt op onderzoek naar de effectiviteit van fysiotherapie. Dit is begrijpelijk, maar omdat het belang van descriptief onderzoek niet mag worden onderschat, is een hoofdstuk aan dit type onderzoek gewijd.

Hoofdstuk 4 betreft cohortonderzoek en is gewijd aan etiologie en prognostiek in de fysiotherapie.

De hoofdstukken 5 en 6 betreffen effectonderzoek en systematische reviews met nadruk op de praktijk ervan.

We hebben getracht dit boek zo min mogelijk te belasten met statistische formules, omdat statistische kennis volgens ons niet noodzakelijk is bij het lezen en interpreteren van vakliteratuur. Wie hierover meer uitgebreide informatie wenst, verwijzen we naar de gangbare handboeken. De insteek in dit boek is meer praktisch van aard en gericht op de niet-universitair geschoolde therapeut of student.

De auteurs willen graag alle studenten, cursisten en docenten bedanken die voor inspiratie voor de verschillende hoofdstukken in dit boek hebben gezorgd. Ten aanzien van hoofdstuk 1 vooral dank aan Ardjan Kolster, voor de hoofdstukken 2 en 5 vooral Onno G. Meijer, voor hoofdstuk 6 vooral Bart Koes en Dick Bezemer.

Bij de tweede druk

Door de vele veranderingen die het internet heeft ondergaan zagen we ons genoodzaakt om hoofdstuk 1 geheel te wijzigen en in de andere hoofdstukken internetadressen aan te passen.

De hoofdstukken 2 tot en met 4 zijn waar nodig gecorrigeerd.

Hoofdstuk 5 is door veranderde wetgeving en fusies van instanties op de daarop van toepassing zijnde passages bijgewerkt.

Bij de derde druk

Hoofdstuk 1 is weer aangepast naar aanleiding van veranderingen op het internet. De hoofdstukken 2 en 3 zijn waar nodig gecorrigeerd en aangevuld. Het huidige hoofdstuk 4 is nieuw en betreft cohortonderzoek. De hoofdstukken 5 en 6 zijn waar nodig gecorrigeerd en aangevuld.
In de bijlage achteraan in het boek is een samenvatting opgenomen over het werken met PubMed.

De auteurs

Geert Aufdemkampe MSc PT, docent/onderzoeker Hogeschool Utrecht, studierichting Fysiotherapie en Lectoraat Leefstijl en Gezondheid, hoofdstuk 1, 2 en 5.
Drs. Jaap van den Berg, bewegingswetenschapper, fysiotherapeut, docent Hogeschool van Amsterdam, Amsterdamse hogeschool voor Paramedische Opleidingen, opleiding Fysiotherapie, hoofdstuk 3.
Prof. dr. Lex M. Bouter, rector magnificus, Vrije Universiteit Amsterdam.
Dr. Daniëlle A.W.M. van der Windt, epidemioloog, EMGO instituut, VU medisch centrum Amsterdam, en Primary Care Musculoskeletal Research Centre, Keele University, Keele (Staffordshire, UK), hoofdstuk 4 en 6.
Mw. F.S. van Etten, AMC, Universiteit van Amsterdam, bijlage PubMed.

Informatie zoeken via het internet

Doelstelling

Na bestudering van dit hoofdstuk is de lezer in staat zelfstandig informatie op te zoeken.

Voorwaarden hiervoor zijn dat de lezer:
- met een personal computer en het internet om kan gaan;
- de verschillende hulpmiddelen bij het zoeken naar informatie kent;
- de verschillende niveaus van bronnen kent.

Inleiding

Voordat men literatuur kan beoordelen dient men die eerst te kunnen zoeken. Buiten de boeken en tijdschriften die men zelf in bezit heeft kan men dit via bibliotheken, databanken of het internet doen. Wat niet wil zeggen dat men ook daadwerkelijk alle informatie zal vinden, er is namelijk een aantal beperkingen aan het elektronisch zoeken naar informatie. Bovendien levert niet elk systeem even 'waardevolle' informatie op; hierin valt een hiërarchie te onderscheiden.

Beperkingen van elektronisch zoeken naar informatie

Niemand weet exact hoeveel boeken en tijdschriften er op (para)-medisch gebied zijn en worden uitgegeven. Conservatieve schattingen gaan uit van enige tientallen miljoenen (para)medische boeken en ongeveer 20.000 lopende (para)medische tijdschriften, om nog maar te zwijgen over de opgeheven tijdschriften. Men zal zich realiseren dat geen enkele bibliotheek ter wereld al die informatie bezit. Elke bibliotheek zal dan ook bij aanschaf keuzes dienen te maken: de eerste beperking.

Voor een bibliotheek of commercieel bedrijf gericht op aanbieden van (para)medische informatie volgt na aanschaf van materiaal een moeilijke keuze: dient men alles te ontsluiten [1], en zo ja: hoe? Boeken worden meestal wel ontsloten maar niet elke bibliotheek of databank ontsluit van elk tijdschrift alle artikelen: de tweede beperking. Hoe die keuzes per bibliotheek of databank gemaakt worden is bovendien voor de eindgebruiker vaak niet bekend. Dat ontsluiten van boeken en artikelen kan op één of meerdere manieren:
- op naam van de auteur(s);
- op (woorden uit) titel;
- op trefwoorden;
- op ISSN (International Standard Serial Number) of ISBN (International Standard Book Number);
- op instelling, enzovoort.

Nu kent de informatiezoeker meestal niet de naam van de betrokken auteur(s) en zal hij meestal met behulp van trefwoorden naar informatie over een onderwerp willen zoeken.
Dit kan men zeer ruim doen: 'fysiotherapie', of zeer beperkt: 'fysiotherapie bij spierpijn na het lopen van een halve marathon'. Hier stuit men op de derde beperking, namelijk het gegeven dat men als zoeker niet altijd weet welke trefwoorden de medewerkers van die specifieke bibliotheek of databank aan een boek of artikel geven. Een tip is dan ook om bij het betreden van een (para)medische bibliotheek direct naar de daar gehanteerde 'trefwoordenlijst' te vragen.
Na enig bladeren zal blijken dat 'fysiotherapie' wel een trefwoord is maar 'halve marathon' waarschijnlijk niet. Men zal die trefwoordenlijst dan ook met enig geduld dienen te doorzoeken. Men moet zich hierbij bovendien realiseren dat een artikel of boek maar een beperkt aantal trefwoorden krijgt, en het niet altijd eenduidig is welke trefwoorden eraan worden gegeven: de vierde beperking.

---

[1] Ontsluiten is de vakterm voor het toegankelijk maken van informatiebronnen, meestal met behulp van één of meer sleutelbegrippen zoals trefwoord.

De vijfde beperking ligt voor de hand: het maakt uit of men in een bibliotheek gericht op internisten, of in een bibliotheek gericht op paramedici zoekt naar informatie over 'fysiotherapie'.
Evenzo vanzelfsprekend is de zesde beperking: de taal waarin men dient te zoeken. Betreft het bijvoorbeeld een Engelstalig zoeksysteem, dient men dan voor fysiotherapie de term 'physiotherapy' of 'physical therapy' te gebruiken? En voor gedrag: 'behaviour' of 'behavior'? En wat is het Engelse of Amerikaanse trefwoord voor spierpijn: 'muscle pain', 'muscle soreness' of 'delayed onset muscle soreness'?

Bedenk dat het niet-vinden van bepaalde informatie in een bibliotheek of databank dus niet wil zeggen dat die informatie daadwerkelijk niet aanwezig is; er zijn nogal wat redenen waarom men het niet kan vinden.

Hiërarchie van bronnen

Om het relatieve belang van informatie in te kunnen schatten kan men uitgaan van de volgende indeling.

Niveau I: verschenen boeken met een ISBN, artikelen in drukvorm in een tijdschrift met een ISSN, of tijdschriften die de volledige tekst op het internet plaatsen.
Boeken zijn onderling niet te wegen naar status, tijdschriften echter wel. Een veel gebruikte weging bij wetenschappelijke tijdschriften is de Impact Factor op de Science Citation Index . Het *Nederlands Tijdschrift voor Fysiotherapie* komt niet op de Science Citation Index voor, maar het BMJ (*British Medical Journal*) wel. De Impact Factor van een tijdschrift wordt onder meer bepaald door het aantal malen dat artikelen uit het tijdschrift geciteerd worden. Des te hoger de Impact Factor van een tijdschrift op de Science Citation Index, des te meer erkenning artikelen in die tijdschriften genieten, hoewel dit geen garantie is voor de kwaliteit ervan. Die artikelen c.q. tijdschriften zullen doorgaans dan ook vaker opgenomen worden in een databank dan andere.
Het liefst ziet men aan het eind van een hoofdstuk of artikel alleen referenties naar niveau-I-bronnen.

Niveau II: díe delen van het internet waar door universiteiten, hogescholen, beroepsorganisaties of ministeries geautoriseerde informatie wordt weergegeven. Die informatie kan men op twee manieren achterhalen:

1   door te letten op kreten als: 'geautoriseerd door ....' op de internetpagina, of door te letten op de coderingen in het internetadres ('gov.' in een internetadres staat voor regering, en 'edu.' staat voor een educatieve instelling).

2   op internetsites met (para)medische informatie de toegang: 'voor professionals' te kiezen, en niet die voor de 'gewone' gebruiker, hoewel men daarvoor op sommige sites lid dient te zijn of te worden.

Niveau III: interne publicaties zoals scripties, modules en rapporten van instellingen worden vaak omschreven als 'grijze literatuur'. Dit 'grijze' staat voor de geringe toegankelijkheid van dat soort bronnen voor mensen buiten die specifieke organisatie. Ook 'populaire' sites op het internet, en sites van niveau II met een 'leken'toegang op het internet, kan men in feite tot dit niveau rekenen.

Titel, samenvatting of volledige tekst

In welke databank men zoekt op het internet bepaalt of men alléén titel en auteur(s), of tevens de samenvatting (Engels: abstract), of zelfs de volledige tekst verkrijgt.

Zoekt men in een bibliotheek van een hogeschool, of het Nederlands Paramedisch Instituut of de Koninklijke Bibliotheek, dan krijgt men alléén de titel, de auteur(s) en enkele andere gegevens als bijvoorbeeld ISBN, trefwoord of locatie te zien.

Nu wil men meestal méér informatie hebben dan alléén titel en/of auteur(s), en zal men op zoek gaan naar samenvattingen of hele teksten. Op dat moment gaan commerciële belangen een rol spelen; niet alle uitgevers plaatsen immers de door hen uitgegeven tijdschriften, databanken of boeken (in het) geheel gratis op het internet.

Samenvattingen van artikelen

Samenvattingen van artikelen worden soms door de uitgevers van tijdschriften op de website van het betreffende tijdschrift geplaatst. Die zijn echter niet allemaal gratis toegankelijk, en bovendien moet men dan alle potentieel relevante tijdschriften langsgaan om eventueel van belang zijnde samenvattingen te vinden. Om die reden zijn

er commerciële en niet-commerciële databanken ontstaan. Een belangrijke niet-commerciële databank is Medline, een databank die weliswaar meer op geneeskunde gericht is, maar toch redelijk veel samenvattingen van fysiotherapeutische artikelen bevat.
Gratis Medline's zijn te vinden op:
- <http://www.pubmed.org >;
- <http://pmi.nlm.nih.gov/slim/>;
- <http://gateway.nlm.nih.gov/gw/Cmd>.
Bij het zoeken in een Medline dient men zich te realiseren dat die databank met specifieke trefwoorden werkt: de Medical Subject Headings (MeSH). De juiste te gebruiken termen kan men vinden door MeSH Database of Term Finder aan te klikken.
Indien men geen MeSH kan vinden dan kan men ook een willekeurig woord gebruiken en zal de databank zelf naar de meest nabijgelegen term op zoek gaan. Indien men meerdere begrippen wenst te combineren dan kan dat door tussen de begrippen het woord AND te gebruiken. En indien het een samenstelling van woorden betreft, bijvoorbeeld: Elbow Joint, dan dient men de woorden tussen dubbele aanhalingstekens te plaatsen, dus: "Elbow Joint". In PubMed kan men een goede 'tutorial' vinden met uitgebreide informatie over het zoeken in die databank. Zie de bijlage voor het zoeken in PubMed.
Indien men de Engelse medische terminologie niet geheel beheerst dan kan op <http://users.ugent.be/~rvdstich/eugloss/welcome.html> gezocht worden naar de juiste termen.
Een voor de fysiotherapie belangrijke (maar commerciële) databank is CINAHL. Indien men studeert aan een hogeschool met een studierichting fysiotherapie en/of verpleegkunde dan kan men die databank meestal wel raadplegen. CINAHL gebruikt eigen trefwoorden, de zogeheten 'CINAHL Headings'.

Volledige teksten

Indien men volledige teksten (Engels: full text) wenst te verkrijgen dan is er een aantal mogelijkheden.
Ten eerste kan men natuurlijk naar een mediatheek gaan en daar de artikelen kopiëren. Maar ook via het internet is er een aantal mogelijkheden. Zo bestaat de internetsite FreeMedicalJournals: <http://www.freemedicaljournals.com/>
voor gratis tijdschriften, waar men onder 'Specialty' kan doorklikken naar 'Physical Therapy', of bijvoorbeeld naar 'Orthopedics'.

Tevens is er een internetsite voor gratis boeken:
<http://www.freebooks4doctors.com/>.

Een andere mogelijkheid is om via zoekmachine Google
<http://www.google.nl/>
via de functie 'Geavanceerd zoeken' te zoeken op 'Adobe Acrobat
PDF' bestandsformaat. Men dient dan wel de Acrobat Reader op de
pc te hebben geïnstalleerd. De Acrobat Reader kan men gratis downloaden op
<http://www.adobe.com/products/acrobat/readstep2.html>.
Ook kan men Google Wetenschap
<http://scholar.google.nl/>
gebruiken. Het nut van deze site is dat alleen gezocht wordt in gegevensbestanden van onderwijsinstellingen en bibliotheken en zo alleen informatie van het eerste niveau wordt gevonden. Bedenk echter
wel dat men dan bij lange na niet alle relevante informatie zal vinden
daar uitgevers nu eenmaal commerciële bedrijven zijn.
Tot slot kan men ook een e-mail sturen naar de corresponderende
auteur en verzoeken om een elektronische versie van het artikel. Dit
e-mailadres staat meestal bij de abstract in een Medline.

Portalen

Om de grote hoeveelheid aan informatie op het internet te kanalise-
ren zijn er steeds meer toegangspoorten, zogeheten 'portalen' ontstaan. Een voor de Nederlandse fysiotherapie belangrijk portaal is de
site van het Centre for Evidence Based Physiotherapy:
<http://www.cebp.nl/>.
Onder de kop Guidelines van deze site zijn veel richtlijnen te vinden.
Onder de kop Tools treft men vragenlijsten, full text tijdschriften en
bijna alle artikelen vanuit PEDro
<http://www.pedro.fhs.usyd.edu.au/> aan.
De site van de Chartered Society of Physiotherapy (Engeland)
<http://www.csp.org.uk/>
geeft via de link Effective practice veel relevante informatie, waaronder methodologische informatie over meetinstrumenten (Outcome
measures). Ook de WCPT heeft een informatieve site met veel links
naar allerlei bronnen omtrent 'evidence based practice':
<http://www.wcpt.org/programmes/ebp/databases.php>.

De site Netting the evidence <http://www.shef.ac.uk/scharr/ir/netting/> tot slot geeft een overzicht van allerlei zaken omtrent evidence based practice.

Opdrachten

1 Zoek in de databank van het Nederlands Paramedisch Instituut (NPI) en in een Medline naar artikelen over orthesen bij knieklachten, en verklaar de gevonden verschillen.

2 Zoek in Google Wetenschap <http://scholar.google.nl/> en in Medline naar de combinatie fysiotherapie en pijn en verklaar de verschillen.

Antwoorden

1 In de databank van het NPI is voornamelijk paramedische informatie opgenomen, terwijl in een Medline voornamelijk medische informatie is opgenomen.

2 Hoewel Google wetenschap een redelijk aantal artikelen indexeert is deze databank lang niet zo uitgebreid als een Medline.

Doelstelling

Na bestudering van dit hoofdstuk is de lezer in staat artikelen over meetinstrumenten kritisch te beoordelen op hun waarde voor de klinische praktijk.

Voorwaarden hiervoor zijn dat de lezer kennis heeft van de begrippen:
- reproduceerbaarheid, validiteit en responsiviteit;
- sensitiviteit, specificiteit, fout negatief, fout positief, positief voorspellende waarde, negatief voorspellende waarde en 95%-betrouwbaarheidsinterval.

Inleiding

Fysiotherapeuten en onderzoekers gebruiken een grote hoeveelheid meetinstrumenten. Zo is de vraag 'heeft u pijn?' in feite een meetinstrument, maar ook de spierkrachtmeting met een in de hand gehouden dynamometer of het invullen van een vragenlijst valt onder het begrip meetinstrument.

Meetinstrumenten kan men voor veel doeleinden gebruiken: om een beeld van de patiënt te verkrijgen, om kenmerken van groepen van patiënten in kaart te brengen, om het verloop van een behandelreeks te volgen, om onderzoek te doen naar de effectiviteit van een therapie, om diagnostiek mee te kunnen doen, enzovoort. Meetinstrumenten kan men indelen naar de verschillende constructen waarop die worden toegepast. Die constructen zijn:

- conditiespecifieke meetinstrumenten : meestal gericht op een bepaald symptoom of een stoornis, bijvoorbeeld de mate van beleefde pijn aangegeven op een visueel analoge schaal[1] (VAS; Miller & Ferris, 1993);
- dimensiespecifieke meetinstrumenten : meestal gericht op een bepaald domein, bijvoorbeeld beperkingen in functie, zoals de Quebec Back Pain Disability Scale Nederlandse versie (Schoppink et al., 1996) of (al dan niet verminderde) participatie;
- ziektespecifieke meetinstrumenten : gericht op een bepaalde medische diagnose, zoals de Arthritis Impact Measurement Scale 2 Nederlandse versie (Riemsma et al., 1996);
- generieke meetinstrumenten : niet op een conditie, dimensie of ziekte gerichte meetinstrumenten die worden gebruikt om een meer algemene indruk van de gezondheidstoestand van patiënten te verkrijgen, zoals de SF36 Nederlandse versie (Aaronson et al., 1998) of de Sickness Impact Profile 68 Nederlandse versie (De Bruin et al., 1994).

Sites op het internet die aanvullende informatie over meetinstrumenten geven, zijn:
- <http://www.Outcomes-Trust.Org>, waar u informatie kunt vinden van de Scientific Advisory Committee of the Medical Outcomes Trust over criteria van meetinstrumenten;
- <http://www.meb.uni-bonn.de/standards/ERGHO/ERGHO_Instruments.html>, waar u informatie kunt vinden over het kiezen van meetinstrumenten.

Op het internet komen steeds meer sites waar informatie over meetinstrumenten te vinden is, zoals de databank meetinstrumenten <http://www.doconline.nl/>
van het Nederlands Paramedisch Instituut en de databank meetinstrumenten
<http://www.csp.org.uk/director/effectivepractice/outcomemeasures/database.cfm>

---

1   Dit is een lijnstuk van 100 millimeter waarop de patiënt een streepje kan zetten om bijvoorbeeld de mate van beleefde pijn weer te geven. Als het streepje er staat kan de onderzoeker of therapeut dan nameten hoeveel beleefde pijn de patiënt heeft.

van de Chartered Society of Physiotherapy. Het Centre for Evidence
Based Physiotherapy in Maastricht heeft een vrij toegankelijke database
<http://www.cebp.nl/index.php?ID=32>
waarin veel voor de fysiotherapie relevante vragenlijsten te downloaden zijn.

Voordat we echter kunnen gaan meten aan een patiënt moeten we
ons realiseren dat aan het meten een aantal eisen wordt gesteld, die
meestal worden samengevat onder het begrip 'assessment'.

Assessment

Onder 'assessment' worden in de methodologie eisen omtrent het
meten aan patiënten verstaan. Deze metingen aan patiënten met behulp van meetinstrumenten of tests leiden dan tot 'meetuitspraken'.
Meetuitspraken kunnen zeer verschillende vormen aannemen: zo is
de mededeling van de patiënt dat hij het gevoel heeft minder pijn te
hebben een meetuitspraak.
Aan het andere uiteinde van het scala van meetuitspraken zou men
bijvoorbeeld kunnen denken aan de mededeling van de neuroloog
dat dankzij uw therapie het EMG van de patiënt een toegenomen
aantal 'spikes' vertoont.
Nu lijkt de uitspraak van de neuroloog misschien objectiever, juister
of betrouwbaarder dan de subjectieve uitspraak van de patiënt omtrent diens pijn, maar dat kan men pas beoordelen als een aantal
methodologische eigenschappen van de uitspraken bekend is.
De belangrijkste eigenschappen zijn:
- standaardisatie;
- reproduceerbaarheid;
- validiteit;
- responsiviteit (Koes, 1994).

Als men een uitspraak in een diagnostisch kader wil hanteren, zijn
behalve bovenstaande eigenschappen de volgende methodologische
eigenschappen van belang:
- sensitiviteit;
- specificiteit;
- positief voorspellende waarde;
- negatief voorspellende waarde;

– accuraatheid (Aufdemkampe, 1994; Greenhalgh, 1997).

STANDAARDISATIE

De eerste vraag die we bij het beoordelen van meetuitspraken kunnen stellen, is of therapeuten de test op dezelfde wijze hebben uitgevoerd. Indien verscheidene therapeuten de test op dezelfde wijze hebben uitgevoerd, spreekt men van standaardisatie: het uitvoeren van een handeling op een voorgeschreven of afgesproken wijze. Standaardisatie (Engels: 'standardization') is uiteraard van groot belang doch biedt niet de zekerheid dat verschillende therapeuten bijvoorbeeld dezelfde mate van tonus zullen noteren; zowel grote als kleine verschillen blijven theoretisch mogelijk.

REPRODUCEERBAARHEID

De verschillen in uitkomsten kunnen zijn veroorzaakt door het feit dat voor het bepalen van bijvoorbeeld de spiertonus geen reproduceerbare test is gebruikt. Drenth (1975) stelt dat indien metingen verschillende uitkomsten geven, deze metingen afhankelijk zijn van toeval. Een meetinstrument wordt geacht reproduceerbaar ('reproducible') te zijn naarmate de meetuitspraken minder afhankelijk zijn van het toeval, met andere woorden: naarmate herhaalde metingen meer overeenkomst met elkaar vertonen c.q. beter reproduceerbaar zijn (Aufdemkampe et al., 1985). De begrippen betrouwbaarheid ('reliability') en reproduceerbaarheid ('reproducibility') worden in de literatuur over meetinstrumenten door elkaar heen gebruikt. In de meeste Medlines wordt als MeSH gebruikgemaakt van 'reproducibility of results' met als definitie: 'The statistical reproducibility of measurements (often in a clinical context), including the testing of instrumentation or techniques to obtain reproducible results. The concept includes reproducibility of physiological measurements, which may be used to develop rules to assess probability or prognosis, or response to a stimulus; reproducibility of occurrence of a condition; and reproducibility of experimental results' (National Library of Medicine: igm Metathesaurus Information Screen).

Stel, u vraagt zich af of twee verschillende fysiotherapeuten tot dezelfde resultaten komen, wanneer ze met een goniometer de mate van anteflexie in het glenohumerale gewricht willen bepalen. Hoe kunt u hier dan achter komen?

Om de reproduceerbaarheid van een meetinstrument vast te stellen, wordt in de methodologie een aantal mogelijkheden beschreven. De eerste mogelijkheid is het bepalen van de intrabeoordelaarsreproduceerbaarheid: het herhaald uitvoeren van een test door één beoordelaar of therapeut bij één of meer patiënten. Een probleem hierbij kan zijn dat de beoordelaar zich laat leiden door zijn herinnering. Men gaat er echter van uit dat de beoordelaar zo eerlijk mogelijk de uitkomsten noteert.

De aldus verkregen uitkomsten kunt u vergelijken en er berekeningen op toepassen. Een veel gebruikte maat hierbij is de correlatie. Hierbij wordt door middel van een bepaalde rekenwijze een getal gevonden, dat een indruk weergeeft van de mate van reproduceerbaarheid. De uitkomst kan liggen tussen -1 en $+1$, waarbij -1 en $+1$ de maximale negatieve en positieve correlatie zijn (zie voor de verdere interpretatie hierna, onder 'Relatie tussen r- en p-waarde'). In literatuur omtrent onderzochte meetinstrumenten treft men uitspraken aan als: 'De intrabeoordelaarsreproduceerbaarheid van dit specifieke meetinstrument is $r = 0,46$' (r: van het Engelse 'reliability'), of: 'De door de auteurs berekende correlatie is $0,83$'.

De vraag die u zich nu kunt stellen, is: wat betekent dit getal en hoe kan ik uit dit getal afleiden of het meetinstrument nu wel of niet reproduceerbaar is?

De interpretatie van het getal gaat als volgt: u neemt het kwadraat van het getal, bijvoorbeeld $0,83$ is $0,6889$, hetgeen u afrondt op $0,69$. Om de interpretatie te vergemakkelijken, wordt dit getal vaak als percentage gegeven. Deze 69% noemt men dan het percentage gezamenlijke variantie (overeenkomst) en de overblijvende 31% de toevalsvariantie. Toeval blijft in dit voorbeeld dan ook een rol spelen.

Zowel nationaal als internationaal is in de fysiotherapieliteratuur een discussie gaande over de minimale waarde van r (de correlatiemaat) die uit reproduceerbaarheidsonderzoek van een meetinstrument naar voren komt, om te kunnen stellen dat het meetinstrument reproduceerbaar is. Aufdemkampe en Meijer (1989) hebben ten aanzien van de fysiotherapie voorgesteld om als minimum een berekende r van $0,80$ te verlangen voordat men kan spreken van een reproduceerbaar meetinstrument. Dat laat nog altijd ruimte voor 36% toevalsvariantie: $0,80^2 = 0,64$ (de gezamenlijke variantie) en $100-64 = 36\%$ (de toevalsvariantie).

Een tweede mogelijkheid om de reproduceerbaarheid van een meting of test vast te stellen, is de interbeoordelaarsreproduceerbaarheid:

het door twee of meer beoordelaars of therapeuten uitvoeren van een meting of test bij één of meer patiënten. Deze werkwijze volgt qua berekening dezelfde gedachtegang als bij de intrabeoordelaarsreproduceerbaarheid, maar leidt meestal tot iets lagere waarden. Toch is deze manier van bepalen van reproduceerbaarheid van een meting of test van groter belang dan de intrabeoordelaarsreproduceerbaarheid. Deze wijze van bepalen geeft namelijk aan of therapeuten onderling ongeveer hetzelfde meten, wat men uiteraard hoopt. Ook hierbij is een berekende correlatie van $r = 0,80$ een minimum.

Enkele andere maten die worden gebruikt om een indruk te krijgen van de mate van reproduceerbaarheid zijn:

- Percentage overeenstemming: het percentage overeenstemming van nominale of ordinale uitspraken van verscheidene beoordelaars of bij herhaalde metingen. Nominale uitspraken zijn uitspraken als: er is een duidelijke hypertonie, of: het linker SI-gewricht is hypomobiel. Bij zulke uitspraken geeft men alléén een etiket aan de bevinding. Ordinale uitspraken kenmerken zich door het feit dat er niet alleen een etiket wordt gegeven, maar dat men de uitspraken tevens kan ordenen, bijvoorbeeld zacht, stug of hard eindgevoel.
- Kappa: een maat voor de overeenkomst van een meetinstrument op nominaal en ordinaal niveau.
- Intraclass Correlation Coefficient (ICC): een maat voor reproduceerbaarheid voor meetinstrumenten met ordinale of parametrische schalen. Parametrische schalen kenmerken zich door het feit dat men van zulke schalen het gemiddelde en de standaarddeviatie kan bepalen, bijvoorbeeld het aantal graden flexie in de elleboog (zie ook hoofdstuk 3).
  Men geeft vaak de voorkeur aan de ICC boven de klassieke r-waarden van Pearson of Spearman, omdat de ICC beter de overeenkomst tussen de metingen weergeeft, men (in tegenstelling tot de Pearson en Spearman) uitkomsten van meer dan twee beoordelaars met elkaar kan vergelijken en de ICC een indruk van de variantie tussen de beoordelaars weergeeft (Portney & Watkins, 1993).
- Methode-Bland & Altman (Bland & Altman, 1986). Hierbij berekent men voor elk paar van metingen het verschil, waarna het gemiddelde van deze verschillen wordt bepaald. Hoe dichter het gemiddelde verschil bij o ligt, hoe beter de reproduceerbaarheid. Tevens kan men grafisch nagaan of de overeenkomst toeneemt of

afneemt bij hogere waarden van de schaal. Zo kan bijvoorbeeld duidelijk worden dat de reproduceerbaarheid toeneemt naarmate de mate van bewegingsbeperking in het glenohumerale gewricht kleiner is (of juist andersom).

Vaak willen onderzoekers weten of de uiteindelijk verkregen mate van reproduceerbaarheid al dan niet op toeval berust. Hierbij spelen twee begrippen een rol, namelijk significantie en 95%-betrouwbaarheidsinterval.

Indien de mate van reproduceerbaarheid is uitgedrukt als r, geven de auteurs hopelijk aan of de mate van reproduceerbaarheid significant is[1]. Het begrip *significantie* kan men omschrijven als: de kans dat het gevondene al dan niet op toeval berust. In de literatuur zal men die kans tegenkomen als p (van het Engelse 'probability'). Waar men de grens legt om het gevondene al dan niet als significant te beschouwen, is arbitrair, maar in de fysiotherapie wordt vaak een grens van 5% (0,05) aangehouden.

Relatie tussen r- en p-waarde
Stel dat u in een artikel leest dat de berekende correlatie (als maat voor reproduceerbaarheid) significant was, zonder verdere gegevens als de berekende r-waarde of de berekende p-waarde. Kunt u dit dan interpreteren? Het antwoord hierop is 'nee'.
Om dit te illustreren, volgt hier een aantal voorbeelden uit de literatuur met de bijbehorende interpretatie:
1 r = 0,84
2 r = 0,24
3 r = 0,45 (p = 0,12)
4 r = 0,91 (p < 0,05)
5 r = 0,21 (p = 0,01)
6 'Er is een significante correlatie'.

---

[1] Formeel zijn er twee wiskundige manieren om r te bepalen. De eerste is de correlatiecoëfficiënt van Spearman voor de mate van reproduceerbaarheid van ordinale schalen (zie hoofdstuk 3) en niet-normaal verdeelde data (zie hoofdstuk 3), in de literatuur weergegeven als: r_s. De tweede is de correlatiecoëfficiënt van Pearson (in de literatuur weergegeven als: r_p) voor de mate van reproduceerbaarheid van parametrische schalen (zie hoofdstuk 3).

Ad 1 Dit dient u te interpreteren als: de berekende mate van correlatie is behoorlijk hoog (> 0,80), maar kan op toeval berusten, omdat men niet heeft getoetst of die 0,84 al dan niet op toeval berust; de p-waarde ontbreekt immers.

Ad 2 Dit dient u te interpreteren als: de berekende mate van correlatie is laag, maar kan op toeval berusten, omdat men niet heeft getoetst of die 0,24 al dan niet op toeval berust; de p-waarde ontbreekt immers.

Ad 3 Dit dient u te interpreteren als: <u>de berekende mate van correlatie is laag, maar kan op toeval berusten, omdat de p-waarde 0,12 is, hetgeen boven 5% ligt.</u>

Ad 4 Dit dient u te interpreteren als: de mate van reproduceerbaarheid is hoog en berust waarschijnlijk niet op toeval, immers: p < 0,05. Dit is wat u hoopt aan te treffen als u op zoek bent naar een reproduceerbaar meetinstrument.

Ad 5 Dit dient u te interpreteren als: de mate van reproduceerbaarheid is laag en berust waarschijnlijk niet op toeval, immers: p = 0,01. Dit is wat u hoopt aan te treffen als u op zoek bent naar een reproduceerbaar meetinstrument. U weet dan immers redelijk zeker dat dit meetinstrument niet bruikbaar is, hetgeen een belangrijke constatering is.

Ad 6 Dit dient u te interpreteren als een in feite loze kreet, omdat zowel de berekende mate van reproduceerbaarheid (rs, rp, ICC of welke maat dan ook) als de daadwerkelijke p-waarde ontbreekt.

Indien de mate van reproduceerbaarheid wordt uitgedrukt in Kappa, ICC of de Bland & Altman-methode, geven de auteurs hopelijk tevens het 95%-betrouwbaarheidsinterval weer. Het is bij deze maten gebruikelijk om met 95% zekerheid aan te geven tussen welke grenzen de 'ware' mate van reproduceerbaarheid ligt. In de literatuur komt men dit tegen als: de gevonden ICC is 0,73 met een 95%-betrouwbaarheidsinterval van 0,61-0,99. Of, als het een Engelstalig artikel betreft: 'ICC is 0.73, confidence interval 0.61-0.99.' U weet dan met 95% zekerheid dat de ware mate van reproduceerbaarheid tussen 0,61 en 0,99 ligt, waarbij een nauw interval (bijvoorbeeld 0,64-0,69) een betere schatting van de ware mate van reproduceerbaarheid geeft dan een ruim interval (bijvoorbeeld 0,24-0,86).

VALIDITEIT

Daar waar reproduceerbaarheid gaat over de mate van toeval die men kan uitsluiten, gaat validiteit ('validity') over de vraag naar de mate waarin een meetinstrument meet wat het beoogt te meten. Men spreekt van een valide meetinstrument als het werkelijk datgene meet wat men meten wil. Een voorbeeld ter verduidelijking: indien u wilt weten of een hemiplegiepatiënt een trap kan op- en aflopen, is het bepalen van de spierkracht van de m. tibialis anterior hiervoor geen valide test. Het daadwerkelijk de trap op- en aflopen door die patiënt is dan wel een valide test.

De mate van validiteit wordt regelmatig uitgedrukt als de associatie (samenhang) tussen het te onderzoeken meetinstrument en een 'gouden standaard'. Bijvoorbeeld: de Schober-test (in centimeters) versus het aantal graden lumbale flexie op een röntgenfoto, uitgedrukt als $r = 0,91$ ($p < 0,05$), als maat voor de mate van samenhang.

RESPONSIVITEIT

De responsiviteit ('responsiveness' of 'sensitivity to change') van een meetinstrument gaat over de vraag naar de mate waarin een meetinstrument bij een patiënt klinisch relevante veranderingen in de tijd kan vaststellen. Indien u bijvoorbeeld de mate van beleefde pijn op een 3-puntsschaal (geen pijn, matige pijn en veel pijn) meet, zult u kleine veranderingen niet op het spoor komen. Indien u een VAS van 100 millimeter gebruikt, zult u kleine veranderingen veel eerder kunnen constateren.

De mate van responsiviteit kunt u bijvoorbeeld berekenen door de gemiddelde verandering in score van een variabele van verscheidene patiënten te delen door de standaarddeviatie van die verandering. Hoe groter die ratio is, des te responsiever (gevoeliger) is dat meetinstrument (Liang et al., 1985). Zo kan men van een 15-punts ADL-schaal de scores voor en na therapie gebruiken om de responsiviteit te berekenen. De scores op de ADL-schaal van vijf patiënten staan in tabel 2-1.

De gemiddelde verandering is 2,4 ($2 + 3 + 4 + 3 + 0 = 12$; delen door het aantal $(5) = 2,4$); de standaarddeviatie van die verschillen is ongeveer 1,4, zodat de ratio $2,4/1,4 = 1,7$ is. Hoe verder de ratio van 0 af ligt, des te responsiever is een meetinstrument. Daarbij maakt het niet uit of die ratio positief of negatief is. Hierbij dient wel te worden opgemerkt dat de mate van responsiviteit die is vastgesteld aan een specifieke patiëntencategorie niets zegt over de mate van responsivi-

Tabel 2-1	De scores op een 15-punts ADL-schaal.		
patiënt	score voor	score na	verschil
1	10	12	2
2	12	15	3
3	8	12	4
4	6	9	3
5	14	14	0

teit van dat specifieke meetinstrument bij andere patiëntencategorieën.

Minimaal belangrijke verandering

Responsiviteit geeft aan in hoeverre een meetinstrument in staat is om veranderingen te detecteren boven de ruis (of meetfout). Wanneer een meetinstrument voldoende responsief is, wil dat echter niet altijd zeggen dat de gemeten veranderingen ook voor de patiënt van belang zijn. Een kenmerk dat dit wel aangeeft is de zogeheten minimaal belangrijke verandering ('minimal important change', MIC). Internationaal wordt hiervoor ook wel de term *minimale klinisch belangrijke verandering* ('minimal clinically important change') gebruikt (Tubach et al., 2005; Ostelo & De Vet, 2005; Van der Roer et al., 2006).

Er zijn allerlei verschillende methoden om voor een meetinstrument de MIC vast te stellen. Vaak wordt het resultaat van de meting gerelateerd aan de mening van de patiënt over de verandering van klachten. Consensus over de beste methode is er echter nog niet. Bij veel meetinstrumenten zal er ook geen sprake zijn van een MIC die voor alle mensen en onder alle omstandigheden gelijk is. Patiënten met chronische pijn of een ernstige ziekte zijn wellicht tevreden met een verbetering van 10 of 20% op een pijnschaal, terwijl patiënten met acute pijnklachten misschien alleen genoegen nemen met een verbetering van minstens 50%. Wanneer de minimaal belangrijke verandering na een behandeling wordt geschat, speelt de aard van de behandeling een rol: bij een intensieve, tijdrovende behandeling of een behandeling met kans op bijwerkingen zal een patiënt een forse verbetering willen zien, terwijl de MIC niet zo groot hoeft te zijn wanneer de behandeling kortdurend of goedkoop is en zonder risico's.

DIAGNOSTIEK

Indien men een meetinstrument wenst te gebruiken om tot een fysiotherapeutische werkdiagnose te komen, spelen de begrippen sensitiviteit, specificiteit, positief voorspellende waarde, negatief voorspellende waarde en accuraatheid van een meetinstrument c.q. test een
grote rol. Het eerste methodologische begrip is sensitiviteit: de kans
op een positief testresultaat bij aanwezigheid van de aandoening. De
mate van sensitiviteit van een test wordt in percentages uitgedrukt en
is idealiter 100% (Wulff, 1980).

De berekening aan de hand van een twee-bij-twee-tabel (tabel 2-2) is
als volgt: waar positief delen door waar positief + fout negatief (A/A
+ C).

Tabel 2-2 De vier mogelijkheden bij vergelijking tussen een schuifladetest en een 'gouden standaard', in dit geval een artroscopie.

		bevinding bij artroscopie	
		positief	negatief
schuifladetest	positief	A	B
		waar positief	fout positief
	negatief	C	D
		fout negatief	waar negatief

Een meetinstrument of test in het kader van diagnosestelling dient
eveneens specifiek te zijn; men spreekt dan over de mate van specificiteit: de kans op een negatief testresultaat bij afwezigheid van de aandoening. Ook de mate van specificiteit wordt uitgedrukt in procenten
en ook hier is een test of meetinstrument idealiter 100% specifiek.
De berekening is als volgt: waar negatief delen door fout positief +
waar negatief (D/B + D).

Om de begrippen sensitiviteit en specificiteit (met hun tegenhangers
fout positief en fout negatief) uit te leggen, volgt een voorbeeld uit de
Nederlandstalige fysiotherapeutische literatuur (zie tabel 2-2). Otter
et al. (1994) deden onderzoek naar het vermogen van een fysiotherapeut om manueel een diagnose bij knieklachten te stellen. Om dit te
controleren werd als gouden standaard een artroscopie uitgevoerd en
werden de resultaten van de schuifladetest en de artroscopie met
elkaar vergeleken. In cel A komen dan de patiënten die zowel in de
schuifladetest als bij artroscopie 'positief' waren: waar positief.

Indien de onderzoeker een patiënt na lichamelijk onderzoek ten onrechte het etiket 'VKB is stuk' zou opplakken, spreekt men van een fout positieve diagnose (cel B: positief volgens de schuifladetest, maar negatief volgens de artroscopie) en indien de onderzoeker ten onrechte stelt dat er niets met de VKB aan de hand is, stelt men een fout negatieve diagnose (cel C: negatief volgens de schuifladetest, maar positief volgens de artroscopie). Fout positief en fout negatief zijn idealiter 0%. Stelt de onderzoeker dat de schuifladetest negatief is en dat blijkt ook bij artroscopie (cel D), dan is de test specifiek: waar negatief. De specificiteit is in de ideale situatie 100%.
De berekening van deze vier maten laat zich goed illustreren aan de hand van de gegevens omtrent de McMurray I uit de publicatie van Otter et al. (1994). Het betrof twintig patiënten die eerst door de fysiotherapeut werden onderzocht en daarna een artroscopie ondergingen. Bij acht van hen was de McMurray I positief, evenals de bevinding bij artroscopie (tabel 2-3, cel A). De sensitiviteit wordt berekend door cel A te delen door cel G; die is dan 100%.
De specificiteit wordt bepaald door cel D te delen door cel H (83,3%). Fout positief is: cel B gedeeld door cel H (16,7%) en fout negatief berekent men door cel C te delen door cel G (0%).

Tabel 2-3	Waar positief, waar negatief, fout positief en fout negatief van de McMurray I test (naar Otter et al., 1994).			
	artroscopie			
		positief	**negatief**	**totalen**
McMurray I	positief	A	B	E (A + B)
		8	2	10
	negatief	C	D	F (C + D)
		0	10	10
		G (A + C)	H (B + D)	I (E + F of G + H)
		8	12	20

Het derde begrip in een diagnostisch kader is de positief voorspellende waarde : de kans dat de aandoening aanwezig is bij een positief testresultaat. Die kan men berekenen door cel A te delen door cel E – in dit geval is deze kans dus 80%. Idealiter is de positief voorspellende waarde 100%.

Het vierde begrip, de negatief voorspellende waarde – de kans dat de aandoening niet aanwezig is bij een negatief testresultaat – laat zich berekenen door het delen van cel D door cel F, en is derhalve 100%. Zie voor de begrippen positief en negatief voorspellende waarde ook Cutler (1985).

Sensitiviteit en fout negatief zijn samen altijd 100% (een ezelsbruggetje hierbij is: seNsitiviteit) evenals specificiteit en fout positief (ezelsbruggetje: sPecificiteit). De twee voorspellende waarden tellen niet tot 100% op. Hoewel de sensitiviteit 100% is, hetgeen ideaal lijkt, is de positief voorspellende waarde (80%) van de McMurray I lager. Voor de specificiteit (83,3%) geldt het omgekeerde, omdat de negatief voorspellende waarde hier 100% is (Aufdemkampe, 1994).

De accuraatheid van een test – dat is: de proportie van alle tests die een correct resultaat opleveren (waar positieve testresultaten plus waar negatieve testresultaten) – kan men berekenen door de cellen A en D op te tellen en te delen door alle vier de cellen; in formule: $A + D/A + B + C + D$. In het voorbeeld komt dat uit op 90%.

Tevens kan men 95%-betrouwbaarheidsintervallen van diagnostische waarden berekenen. Via de geavanceerde zoekfunctie in Google kan men naar Excel-bestanden zoeken die 95%-betrouwbaarheidsintervallen kunnen uitrekenen (tik: sensitivity specificity; en selecteer xlsbestanden).

De 95%-betrouwbaarheidsintervallen van de gegevens uit tabel 2-3 zijn gegeven in tabel 2-4.

Tabel 2-4 De 95%-betrouwbaarheidsintervallen van tabel 2-3.		
kenmerk	waarde (%)	95%-betrouwbaarheidsintervallen
sensitiviteit	100	63-100
fout negatief	0	0-37
specificiteit	83,3	52-98
fout positief	16,7	2-48
positief voorspellende waarde	80	44-97
negatief voorspellende waarde	100	69-100
accuraatheid	90	68-99

Sommige software geeft zelfs nog meer diagnostische kenmerken met de bijbehorende 95%-betrouwbaarheidsintervallen (zoals prevalentie en misclassificatie), maar die worden hier verder buiten beschouwing gelaten.

Waar men de grens voor sensitiviteit, specificiteit, positief voorspellende waarde, negatief voorspellende waarde en accuraatheid dient te leggen, is arbitrair en contextspecifiek. U zult zich kunnen indenken dat iemand het oordeel over het al dan niet hiv-positief zijn anders zal beleven dan het oordeel over een mogelijke epicondylitis lateralis. Ten aanzien van diagnostische fysiotherapeutische tests lijkt 80% echter een minimum om van voldoende sensitiviteit, enzovoort te kunnen spreken. Daarbij dienen we ons tevens te realiseren dat fabrikanten van meetinstrumenten vaak de nadruk leggen op de sensitiviteit en specificiteit van hun instrument, terwijl voor de practicus de positief en negatief voorspellende waarden meer van belang zijn. Hij wil immers weten wat op basis van het testresultaat de kans op het al dan niet aanwezig zijn van de aandoening is.

Slotopmerking

Het stellen van de juiste diagnose is niet altijd even simpel en iemand kan wel eens een verkeerde uitspraak doen. Wellicht voelt u zich overvallen door de methodologische complexiteit van diagnostiek bedrijven. Nu hoeft niet elke practicus elke maat uit te kunnen rekenen, maar wel lijkt inzicht in het minimale begrippenkader (sensitiviteit, specificiteit, fout negatief, fout positief, positief en negatief voorspellende waarde en accuraatheid) van belang voor de beroepsgroep fysiotherapie.

Literatuur

Aaronson NK, Muller M, Cohen PD, Essink-Bot ML, Fekkes M, Sanderman R, Sprangers MA, Velde A te, Verrips E. Translation, validation, and norming of the Dutch language version of the sf-36 Health Survey in community and chronic disease populations. J Clin Epid 1998;51:1055-1068.

Aufdemkampe G, Beijer MAJ, Meijer OG, Obbens HJM, Terlouw TJA. Kwaliteit van effectmeting in de fysiotherapie. Ned T Fysiother 1985;95:123-31.

Aufdemkampe G, Meijer OG. Meten en evalueren in de fysiotherapie. Ned T Fysiother 1989;99:143-148.

Aufdemkampe G. Meetinstrumenten. In: Aufdemkampe G, Dekker JB den, Ham I van, Meerwijk GM van, Vaes P (red.). Jaarboek Fysiotherapie/Kinesitherapie 1994. Houten/Zaventem: Bohn Stafleu van Loghum, 1994.

Bland JM, Altman DG. Statistical methods for assessing agreement between two methods of clinical measurement. Lancet 1986;1 (8476):307-310.

Bruin AF de, Diederiks JPM, Witte LP de, Stevens, FCJ, Philipsen H. SIP 68. Een verkorte versie van de sickness impact profile. Maastricht/Hoensbroek: IRV en Rijksuniversiteit Limburg, 1994.

Cutler P. Digits, decimals, and doctors. In: Cutler P (red.). Problem Solving in clinical medicine. From data to diagnosis. Baltimore: Williams & Wilkins, 1985.

Dekker JB den, Ham I, Meerwijk G van, Vaes P (red.). Jaarboek Fysiotherapie/Kinesitherapie 1994. Houten/Zaventem: Bohn Stafleu van Loghum, 1994.

Drenth PJD. Inleiding in de testtheorie. Deventer: Van Loghum Slaterus, 1975.

Greenhalgh T. How to read a paper. The basics of evidence based medicine. Londen: BMJ Publishing Group, 1997.

Koes BW. Meetinstrumenten en wetenschappelijk onderzoek.

Liang MH, Larson MG, Cullen KE, Schwartz JA. Comparative measurement efficiency and sensitivity of five health status instruments for arthritis research. Arthritis and Rheumatol 1985;28:542-547.

Miller MD, Ferris DG. Measurement of subjective phenomena in primary research: The visual analogue scale. Fam Pract Res J 1993;13:15-24.

Ostelo RWJG, Vet HCW de. Clinically important outcomes in low back pain. Best Pract Res Clin Rheumatol 2005; 19: 593-607.

Otter C, Aufdemkampe G, Lezeman H. Diagnostiek van knieletsels en relatie tussen de aanwezigheid van knieklachten en de resultaten van functionele tests en Biodex-test. In: Aufdemkampe G, Dekker JB den, Ham I van, Meerwijk GM van, Vaes P (red.). Jaarboek Fysiotherapie/Kinesitherapie 1994. Houten/Zaventem: Bohn Stafleu van Loghum, 1994.

Portney LG, Watkins MP. Foundations of clinical research. Application to practice. Norwalk: Appleton & Lange, 1993.

Riemsma RP, Taal E, Rasker JJ, Houtman PM, Paassen HC van, Wiegman O. Evaluation of a Dutch version of the aims2 for patients with rheumatoid arthritis. Br J Rheumatol 1996;35:755-760.

Roer N van der, Ostelo RWJG, Bekkering GE, Tulder MW van, Vet HCW de. Minimal clinically important change for pain intensity, functional status, and general health status in patients with nonspecific low back pain. Spine 2006; 31:578-582.

Schoppink LEM, Tulder MW van, Koes BW, Beurskens SAJHM, Bie RA de. Reliability and validity of the Dutch adaptation of the Quebec Back Pain Disability Scale. Phys Ther 1996;76:268-275.

Tubach F, Ravaud P, Baron G, Falissard B, Logeart I, Bellamy N, Bombardier C, Felson D, Hochberg M, Heijde D van der, Dougados M. Evaluation of clinically relevant changes in patient reported outcomes in knee and hip osteoarthritis: the minimal clinically important improvement. Ann Rheum Dis 2005; 64:29-33.

Wulff HR. Principes van klinisch denken en handelen. Utrecht: Bohn, Scheltema & Holkema, 1980.

Opdrachten

1 Bereken van de gegevens in de tabellen hieronder (uit het onderzoek van Otter et al., 1994[1]) sensitiviteit, specificiteit, fout negatief, fout positief, positief voorspellende waarde, negatief voorspellende waarde en accuraatheid.

	scoop +	scoop −
Mc Murray II +	1	2
Mc Murray II −	1	16

	scoop +	scoop −
pivot shift +	0	3
pivot shift −	3	14

	scoop +	scoop −
Gravity test +	2	0
Gravity test −	0	18

	scoop +	scoop −
KT-1000 +	2	1
KT-1000 −	1	16

1 Otter C, Aufdemkampe G, Lezeman H. Diagnostiek van knieletsels en relatie tussen de aanwezigheid van knieklachten en de resultaten van functionele tests en Biodex-test. In: Aufdemkampe G, Dekker JB den, Ham I, Meerwijk G van, Vaes P (red.). Jaarboek Fysiotherapie/Kinesitherapie 1994. Houten/Zaventem: Bohn Stafleu van Loghum, 1994.

2 Lijken fysiotherapeuten nu beter in het bevestigen of in het
   uitsluiten van pathologie?
3 Muellner et al. (1997)[1] presenteren in hun artikel de volgende gegevens.

Lichamelijk onderzoek aan het mediale compartiment van
de knie vergeleken met artroscopie:

	scoop +	scoop −
lichamelijk onderzoek +	40	4
lichamelijk onderzoek −	0	14

Lichamelijk onderzoek aan het laterale compartiment van de knie
vergeleken met artroscopie:

	scoop +	scoop −
lichamelijk onderzoek +	12	1
lichamelijk onderzoek −	1	43

Bereken aan de hand van beide twee-bij-twee-tabellen van deze
opdracht sensitiviteit, specificiteit, fout negatief, fout positief,
positief voorspellende waarde, negatief voorspellende waarde
en accuraatheid.

Antwoorden
1 In de tabellen worden de percentages weergegeven met als
   extra toevoeging de 95%-betrouwbaarheidsintervallen.

1 Muellner T, Weinstabl R, Schabus R, Vecsei V, Kainberger F. The diagnosis of
   clinical and magnetic resonance imaging investigations. Am J Sports Med
   1997;25:7-12.

McMurray II

kenmerk	percentage	95%-betrouwbaarheidsinterval
sensitiviteit	50	1-99
specificiteit	88,9	65-99
fout negatief	50	1-99
fout positief	11,1	1-35
positief voorspellende waarde	33,3	1-91
negatief voorspellende waarde	94,1	71-99
accuraatheid	85	62-97

Pivot shift

kenmerk	percentage	95%-betrouwbaarheidsinterval
sensitiviteit	0	0-71
specificiteit	82,4	57-96
fout negatief	100	29-100
fout positief	17,6	4-43
positief voorspellende waarde	0	0-71
negatief voorspellende waarde	82,4	57-96
accuraatheid	70	46-88

Gravity test

kenmerk	percentage	95%-betrouwbaarheidsinterval
sensitiviteit	100	16-100
specificiteit	100	81-100
fout negatief	0	0-84
fout positief	0	0-19
positief voorspellende waarde	100	16-100
negatief voorspellende waarde	100	81-100
accuraatheid	100	83-100

KT-1000

kenmerk	percentage	95%-betrouwbaarheidsinterval
sensitiviteit	66,7	9-99
specificiteit	94,1	71-99
fout negatief	33,3	8-91
fout positief	5,9	0-29
positief voorspellende waarde	66,7	9-99
negatief voorspellende waarde	94,1	71-99
accuraatheid	90	68-99

Natuurlijk kunnen we bij deze gegevens veel opmerkingen plaatsen. Zoals: het betreft wel een kleine populatie; is er sprake geweest van preselectie, aangezien alle patiënten door de huisarts waren doorverwezen; hoe reproduceerbaar werkte de fysiotherapeut die het lichamelijk onderzoek deed; hoe reproduceerbaar waren de bevindingen van de artroscopie?

2 Het lijkt erop dat de desbetreffende fysiotherapeut beter onderliggende pathologie kon uitsluiten dan opsporen. Maar dat kan ook komen door de opmerkingen zoals weergegeven bij het antwoord van opdracht 1.

3

Mediaal compartiment

kenmerk	percentage	95%-betrouwbaarheidsinterval
sensitiviteit	100	100-100
specificiteit	77,7	56-97
fout negatief	0	0-0
fout positief	22,3	3-44
positief voorspellende waarde	91	82-99
negatief voorspellende waarde	100	100-100
accuraatheid	93,1	86-99

Lateraal compartiment

kenmerk	percentage	95%-betrouwbaarheidsinterval
sensitiviteit	92,3	78-106
specificiteit	97,7	93-102
fout negatief	7,7	-6-16
fout positief	2,3	-2-7
positief voorspellende waarde	92,3	78-106
negatief voorspellende waarde	97,7	93-102
accuraatheid	96,5	92-101

Ook hierbij kunnen we weer opmerken dat er zeer waarschijnlijk preselectie heeft plaatsgevonden omdat de auteurs medisch specialisten zijn, dat de uitvoering van tests door medisch specialisten wel eens anders kan verschillen van die door
fysiotherapeuten, enzovoort.

Beschrijvend onderzoek

Na bestudering van dit hoofdstuk is de lezer in staat de kwaliteit van een beschrijvend onderzoek te beoordelen.

Voorwaarden hiervoor zijn dat de lezer kan aangeven:
- wat het doel en het nut van dit type onderzoek zijn;
- welke methodologische en statistische begrippen frequent voorkomen bij dit type onderzoek;
- welke mogelijkheden er bestaan om gemeten gegevens (grafisch) weer te geven.

Inleiding

In de fysiotherapie is relatief veel belangstelling voor artikelen over effectonderzoek. In het *Nederlands Tijdschrift voor Fysiotherapie* zijn zelfs publicaties te vinden die een overzicht geven van de kwaliteit van dergelijke artikelen (Obbens et al., 1986; Bakx et al., 1991). Er is echter weinig aandacht voor onderzoek dat volstaat met het in kaart brengen van gegevens. Dat is jammer, omdat dit type onderzoek relatief eenvoudig is uit te voeren en antwoord kan geven op interessante onderzoeksvragen, maar ook omdat deze vorm van onderzoek nieuwe onderzoeksvragen kan genereren. Bovendien is het proces dat door een onderzoeker wordt doorlopen herkenbaar voor de fysiotherapeut vanwege ontwikkelingen die momenteel plaatsvinden in de fysiotherapie. Een eis aan wetenschappelijk onderzoek is namelijk dat het onderzoeksproces op systematische wijze wordt uitgevoerd

en beschreven. Het moet duidelijk zijn hoe de gegevens zijn verzameld, geordend en geteld en ook de presentatie dient aan bepaalde eisen te voldoen. Deze omschrijving heeft veel overeenkomsten met het methodisch handelen in de fysiotherapie.
Het herkennen van een werkwijze van een onderzoeker en het signaleren dat er veel overeenkomsten zijn met het fysiotherapeutisch handelen is echter niet genoeg. Een kritisch lezende fysiotherapeut heeft ook kennis nodig van de begrippen die in een beschrijvend ('descriptief') onderzoek voorkomen. Met behulp van die kennis kan hij dan bepalen wat de kwaliteit is van het te beoordelen artikel. In dit hoofdstuk worden daarom de belangrijkste begrippen beschreven.
Bovendien wordt in dit hoofdstuk beschreven aan welke spelregels de onderzoeker zich dient te houden. Zoals de fysiotherapeut zijn onderzoek laat bepalen door de (hulp)vraag van de patiënt, zo wordt ook de uitvoering van een wetenschappelijk onderzoek sterk bepaald door de vraagstelling.
Iedere vorm van wetenschappelijk onderzoek heeft zo zijn eigen spelregels. Het is aan de kritische lezer om te beoordelen of en in welke mate de onderzoeker zich aan de spelregels van een beschrijvend onderzoek houdt.

Titel en samenvatting

De overweging om een artikel al dan niet te lezen, begint bij het lezen van de titel, met soms een ondertitel. Als u het een interessant of zinvol onderwerp vindt, zult u besluiten verder te lezen.
Tegenwoordig begint bijna elk artikel over een (para)medisch onderwerp met een samenvatting. Het doel van de samenvatting is de lezer van zo veel informatie te voorzien dat hij uit het omvangrijke aanbod van (para)medische literatuur de artikelen kan selecteren die voor hem van belang zijn. In een samenvatting is normaliter de vraagstelling van de auteurs vermeld, waarna een korte beschrijving van de patiënten en de methode van onderzoek volgt. De samenvatting wordt afgesloten met een beschrijving van de belangrijkste resultaten en conclusies.
Als de lezer besluit dat de informatie in het artikel voor hem van belang is, gaat hij door met het lezen van het artikel, te beginnen met de inleiding.

De inleiding

Een belangrijke stap bij de beoordeling van de kwaliteit van een artikel is het beoordelen van de vraagstelling. Na de beoordeling van de vraagstelling verwacht de lezer dat een bepaald type onderzoek is uitgevoerd, in dit geval een beschrijvend onderzoek. De volgende vraagstellingen zijn geformuleerd in de inleiding van verschillende artikelen:

1 Welke fysiotherapeutische behandelmethoden worden er in de eerste lijn in Nederland toegepast na een lumbale discectomie, welke invulling wordt daaraan gegeven en welke theoretische concepten liggen hieraan ten grondslag? (Prins et al., 2005)
2 Wat zijn de kenmerken van cliënten die onder behandeling komen van een sportfysiotherapeut, van de klachten van deze cliënten en de verschillende aspecten van de behandeling? (Spies-Dorgelo & Van den Ende, 2004)
3 Wat zijn de kwantitatieve en kwalitatieve gegevens van fysiotherapie bij de ziekte van Parkinson? (Keus et al., 2004).

Wat opvalt aan deze vraagstellingen is dat ze meer of minder worden afgebakend. Zo is uit de eerste vraagstelling duidelijk te lezen dat het om de eerstelijnsgezondheidszorg gaat, dat het onderzoek in Nederland plaatsvindt en dat het om een concreet omschreven doelgroep gaat. Vraagstelling twee en drie daarentegen zijn ruimer geformuleerd. In het laatste geval zal het onderzoek dan veelal breder worden opgezet: relatief veel verschillende kenmerken of eigenschappen moeten dan worden onderzocht om de vraag te kunnen beantwoorden. Als fysiotherapeuten en wetenschappelijk onderzoekers niet al te veel weten over het onderwerp, kunnen ze alleen maar globale vragen stellen.

Wat verder opvalt, is dat de vraagstellingen telkens verwijzen naar een kenmerk of eigenschap (vanaf nu noemen we dit een *variabele*) waarvan de frequentie in kaart moet worden gebracht. Het beschrijven van een variabele waarbij de frequentie van voorkomen een belangrijke rol speelt, is typerend voor beschrijvend onderzoek. Soms wordt onderscheid gemaakt tussen een probleemstelling en een vraagstelling (Geurts, 1999). Volgens Swanborn (1991) is een probleemstelling 'de zo nauwkeurig mogelijke formulering van de vraag waarop de onderzoeker een antwoord moet geven'. Er lijkt dan ook weinig verschil te zijn tussen een probleemstelling en een vraagstelling. Voor de beoordeling van de kwaliteit van het artikel is het onderscheid tussen probleem- en vraagstelling niet van belang.

Bij het beoordelen van een inleiding van een beschrijvend onderzoek kijkt u of de vraagstelling helder is geformuleerd. Het moet direct duidelijk zijn wat de onderzoekers willen onderzoeken en beschrijven. De vraagstelling dient als een rode draad door het artikel te lopen. Daarnaast is van belang dat er voldoende achtergrond is beschreven, waardoor de vraagstelling in een context wordt geplaatst. Dit gebeurt meestal door relevante informatie uit al gepubliceerde artikelen kort en objectief weer te geven. Om de interesse van de lezer te stimuleren, wordt veelal de aanleiding voor het onderzoek beschreven en wat de theoretische en/of praktische relevantie van het onderzoek is voor de fysiotherapeut.

Samenvattend kan worden gesteld dat door de kritische lezer twee zaken worden beoordeeld:
- het is duidelijk wat de onderzoekers willen gaan onderzoeken;
- de inleiding nodigt uit tot het lezen van het gehele artikel.

Methode

Na de inleiding van een artikel volgt meestal de beschrijving van de methode (ook wel materiaal en methode; zie figuur 3-1 voor de algemene structuur in artikelen).

I   Titel + Samenvatting
II   Inleiding of introductie
III Methode
      Populatie of steekproef
      Design of onderzoeksopzet
      Meetinstrumenten
      Statistiek
IV Resultaten
V   Discussie (+ soms een Conclusie)
VI Literatuur
      (soms een Appendix)

Figuur 3-1 *Algemene structuur van een artikel.*

POPULATIE OF STEEKPROEF

Een van de onderdelen die in de methode moeten worden beschreven, zijn de onderzoeksobjecten die aan het onderzoek meedoen. Deze officiële term, die nogal afstandelijk klinkt, kan binnen de fysiotherapie meestal worden vervangen door proefpersonen of patiënten.

Wanneer nogmaals de onderzoeksvragen worden bekeken, is te lezen dat de personen die meedoen aan het onderzoek kunnen variëren van één individu tot een groep. Wanneer slechts één persoon meedoet aan het onderzoek spreekt men van een tijdserieonderzoek, 'casestudy', 'single-subject design', 'single-casestudy' of ook wel een n = 1-onderzoek[1] (Ottenbacher, 1986). Zo is bij een 72-jarige man, die was opgenomen op de afdeling intensive care van het Academisch Ziekenhuis van de Vrije Universiteit, onderzocht welke (veranderingen in) parameters van het adempatroon een indruk geven of het verminderen of zelfs stoppen van de beademing kan worden gecontinueerd (Van Tol et al., 1998).

Het zal duidelijk zijn dat de bewijskracht van een onderzoek bij één persoon niet hoog is. Het belang van dit soort onderzoek is dan ook niet zozeer het oplossen van een onderzoeksprobleem. De waarde van deze vorm van onderzoek ligt in het vinden van relevante problemen en/of het genereren van ideeën voor verder (experimenteel) onderzoek (zie hiervoo hoofdstuk 5). Ook kan met behulp van dit single-subject design door de praktiserende fysiotherapeut op relatief eenvoudige wijze wetenschappelijk onderzoek worden uitgevoerd dat óf een publicatie oplevert óf een positieve bijdrage levert aan de kwaliteit van de registratie over de patiënt.

Vaker leest men dat er een steekproef uit de populatie is getrokken. Voor *populatie* kan worden gelezen: alle mensen die op een bepaald moment een bepaalde eigenschap hebben. Zo is volgens de Parkinson Patiënten Verenging in Nederland de populatie patiënten met de ziekte van Parkinson ongeveer 32.000. Wanneer de populatie niet al te groot is, gaat de voorkeur uit naar het in zijn geheel opnemen van de groep. Immers, wanneer iedereen in het onderzoek participeert, gelden conclusies op basis van het uitgevoerde onderzoek voor de gehele populatie. Wanneer de populatie te groot is of wanneer de

---

1   De aanduiding 'n' komt van het woord 'number' en staat voor het aantal personen (ofwel: het aantal objecten) dat meedoet aan het onderzoek.

onderzoeksgroep geografisch te veel verspreid is, wordt gekozen voor deelname door een deel van de mensen uit de populatie. In dat geval spreekt men van een steekproef. Alleen wanneer de steekproef een getrouwe afspiegeling is van de populatie spreekt men van een representatieve steekproef. Pas wanneer er sprake is van een representatieve steekproef mogen gevonden resultaten en conclusies worden vertaald naar de gehele populatie. Het is dan ook een belangrijke taak van de kritische lezer om te bepalen of er sprake is van een representatieve steekproef.

Hoe zorgen onderzoekers ervoor dat ze een representatieve steekproef krijgen? Dit doen ze door het aselect (ofwel 'at random') trekken van personen uit de populatie. Met aselect wordt hier bedoeld dat iedere persoon in de populatie een even grote kans heeft om in de steekproef terecht te komen. Dit kan op verschillende manieren. Zo kunnen alle namen van personen uit een onderzoekspopulatie op een papiertje worden geschreven, waarna deze papiertjes in een bak worden gegooid. Door 'at random' (willekeurig) papiertjes te trekken, wordt een groep personen gekozen. Tegenwoordig wordt hiervoor een computer gebruikt, die hetzelfde principe toepast.

Naast de eis dat een steekproef aselect is, worden er ook eisen gesteld aan de grootte van de steekproef. Op de vraag hoe groot een steekproef dient te zijn, is geen eenduidig antwoord te geven, aangezien de steekproefgrootte onder andere wordt bepaald door de samenstelling van de populatie (de heterogeniteit van de patiëntengroep) en de nauwkeurigheid waarmee een uitspraak wordt gedaan. In het algemeen kan wel worden gesteld dat hoe kleiner de steekproef is, des te voorzichtiger de auteurs moeten zijn met het generaliseren naar de populatie.

Soms kan de auteur wel denken dat er sprake is van een representatieve steekproef, maar dat hoeft nog niet het geval te zijn. Een van de belangrijkste redenen hiervoor is de mate van respons. Respons of het percentage niet-respondenten (de 'non-respons') is vooral bij beschrijvend onderzoek van groot belang. Bij onderzoek waarbij gebruik wordt gemaakt van een enquête is snel sprake van een selectieve of systematische non-respons. Zo kunnen bijvoorbeeld de duur van het onderzoek, onjuiste adressering, weigering, ziekte, verhuisd zijn of de mobiliteit van de onderzochte groep mensen ertoe leiden dat enquêteformulieren niet worden ontvangen en teruggestuurd of dat mensen gedurende het onderzoek stoppen. Als de non-respons hoog is, mogen de gegevens van de respondenten niet worden vertaald naar de gegevens van de totale populatie (zie voor responsbevorderende maatregelen hoofdstuk 6).

Non-respons is op zichzelf niet erg, als er maar een representatieve groep respondenten overblijft. Dat betekent dat de redenen van de non-respons behoren te worden beschreven, zodat de kritische lezer zelf kan beoordelen of in het betreffende onderzoek wel of geen representatieve steekproef is gebruikt. Een andere mogelijkheid is om een non-responsonderzoek uit te voeren. In dat geval worden gegevens van een kleine groep non-respondenten vergeleken met de gegevens van de respondenten. Indien er geen statistische verschillen zijn tussen beide groepen kan men concluderen dat de groep respondenten een representatieve steekproef is van de populatie. Indien er wel verschillen worden gevonden, zal men de reden en de gevolgen hiervan in het artikel moeten bespreken (onder het kopje Discussie). Ten slotte moet de kritische lezer ook inzicht hebben in de onderzochte doelgroep. Patiëntvariabelen als leeftijd en geslacht worden meestal wel gegeven. Naast deze gegevens behoren relevante klinische patiëntgegevens te worden beschreven indien deze van invloed kunnen zijn op resultaten van het onderzoek, zoals de mate van inversietrauma of de tijd dat het geleden is dat de patiënten een CVA hebben gehad. Tevens kunnen sociodemografische gegevens van belang zijn, zoals wel/geen partner, wel/geen kinderen, woont in de stad/op het platteland.

DESIGN

Zoals eerder is aangegeven, leidt de formulering van de vraagstelling tot een bepaald type onderzoek of onderzoeksdesign. Als het om beschrijvend onderzoek gaat, zijn er vier belangrijke onderzoeksdesigns te herkennen.

In de eerste plaats speelt de tijd waarin het onderzoek is uitgevoerd een rol. Indien het onderzoek op één moment is uitgevoerd en de onderzoeker dus op één moment de gegevens heeft verzameld, spreekt men in de methodologie van een cross-sectioneel onderzoek (ook wel dwarsdoorsnede of transversaal onderzoek genoemd). Het op een en hetzelfde moment verkrijgen van de gegevens moet niet strikt worden gehanteerd. Als bijvoorbeeld een enquête moet worden ingevuld die via de post wordt geretourneerd, dan is dit toch te zien als een vorm van een cross-sectioneel onderzoek.

Een andere mogelijkheid is dat de onderzoeker op verschillende momenten gedurende langere tijd gegevens verzamelt. In dat geval is er sprake van een longitudinaal onderzoek . Een voorbeeld hiervan is dat één persoon (casestudy of n = 1-onderzoek) gedurende langere tijd wordt gevolgd, waarbij de gegevens worden vastgelegd. Ook kunnen de gegevens uit het verleden worden gehaald (retrospectief onderzoek), waarbij dan voornamelijk gebruik wordt gemaakt van de statussen van patiënten. De lezer moet dan ook goed kijken naar de resultaten, want indertijd werden de gegevens van de patiënten zo nauwkeurig mogelijk verzameld, maar niet met het doel om deze ooit nog eens te gebruiken voor wetenschappelijk onderzoek. Veelal ontbreken dan ook belangrijke gegevens. De lezer dient voor zichzelf te beoordelen of er niet te veel gegevens ontbreken.

Een andere onderzoeksopzet is dat het onderzoek vooruit plaatsvindt (prospectief onderzoek). In dat geval worden gegevens van een groep mensen afgenomen nadat de onderzoekers de vraagstelling hebben geformuleerd, met andere woorden: op papier staat al hoe het onderzoek wordt uitgevoerd maar het verzamelen van de gegevens moet nog plaatsvinden.

BESCHRIJVING EN VERANTWOORDING VAN DE GEBRUIKTE MEETINSTRUMENTEN

Een derde onderdeel van de methode is de beschrijving van de gebruikte meetinstrumenten. Met behulp van meetinstrumenten wordt aan variabelen een bepaalde waarde toegekend. In de fysiotherapie wordt veel gebruik gemaakt van meetinstrumenten. Het bepalen van spierkracht met bijvoorbeeld de waarden tussen de 0 en 5, de mobiliteit van gewrichten uitgedrukt in graden, (in)stabiliteit, spierlengte en functionele vaardigheden zijn metingen die door de meeste fysiotherapeuten dagelijks worden uitgevoerd. De bepaling van het uithoudingsvermogen van patiënten, antropometrische metingen als lengte, gewicht en de Quetelet-index, het meten van pijn, metingen van de ventilatie door middel van de peak-flowmeter en/of spirometer zijn voorbeelden van meetinstrumenten die in diverse werksettings worden gebruikt. Het meetinstrument dat veelvuldig in een observationeel/beschrijvend onderzoek wordt gebruikt, is de vragenlijst of enquête.

Reproduceerbaarheid, validiteit en gevoeligheid van de meetinstrumenten
Bij onderzoek is het noodzakelijk dat de onderzoekers beschikken over een reproduceerbaar en valide meetinstrument (zie ook hoofdstuk 2). De gemeten gegevens mogen niet door toevalligheden wor-

den beïnvloed. Gegevens moeten vandaag en morgen hetzelfde zijn indien er niets verandert met de proefpersoon. Indien dit het geval is, met andere woorden: indien de meting van de gegevens consistent of reproduceerbaar is, spreekt men van een reproduceerbaar meetinstrument.

Als kritische lezer dient u erop gespitst te zijn of er informatie wordt gegeven over de mate van reproduceerbaarheid van de gebruikte meetinstrumenten. In de literatuur wordt een reproduceerbaarheid van 0,80 of hoger voorgesteld (Aufdemkampe & Meijer, 1989). Op dit moment tracht men internationale consensus te bereiken over een eventuele grens. In ieder geval kan gesteld worden dat bij een reproduceerbaarheid lager dan 0,80 vraagtekens gezet moeten worden bij hetgeen door de onderzoekers is gemeten.

Behalve de reproduceerbaarheid is ook de validiteit van het meetinstrument van belang. Als over de validiteit van een meetinstrument wordt gesproken, dan betekent dat: in hoeverre meet het meetinstrument wat het beoogt te meten? Bijvoorbeeld: als een meetinstrument een complex fenomeen als gezondheidstoestand pretendeert te meten, hóe wordt dat dan gemeten? In de methodologie worden diverse componenten aan de validiteit onderscheiden (zie bijvoorbeeld Drenth, 1985). Voor de kritische lezer van (para)medische literatuur zijn met name de volgende twee begrippen van belang: de inhoudsvaliditeit en de criteriumgerelateerde validiteit. Inhoudsvaliditeit verwijst naar de vraag in hoeverre het meetinstrument het begrip representeert. Met andere woorden: in hoeverre meet het instrument werkelijk een begrip als gezondheid? De lezer dient in te schatten in hoeverre de verschillende domeinen waaruit gezondheid bestaat inhoudelijk adequaat zijn ingevuld en of de items dat vervolgens goed weerspiegelen.

Criteriumgerelateerde validiteit verwijst naar een soort 'gouden standaard'. Een gouden standaard kan een door een andere methode verkregen waarneming zonder fouten zijn of, als een dergelijke methode niet voorhanden is, een algemeen aanvaard criterium. Zo kan het volume van een onderbeen exact worden gemeten door het onderbeen in een volledig met water gevulde bak te dompelen. De hoeveelheid water die eruit stroomt, kan worden opgevangen en hiervan kan het aantal milliliters worden bepaald. Dit getal is exact het volume van het onderbeen (gouden standaard). Een indirecte methode is het bepalen van het volume via de schijvenmethode. Op diverse plaatsen van het onderbeen wordt de omtrek gemeten. Door gebruik te maken van een formule kan vervolgens het volume van het onderbeen worden berekend (Verhoef et al., 1998). De mate van overeenkomst tussen de gouden standaard en de indirecte methode geeft een idee over de criteriumgerelateerde validiteit.

Het meten van een complex begrip als 'de functie van CVA-patiënten' gebeurt vaak met behulp van de Fugl-Meyer-test (1975). Door autoriteiten wordt dit meetinstrument als een algemeen aanvaard criterium gezien, met andere woorden: als de gouden standaard voor de functie van CVA-patiënten. Zelfs de uitspraak van een (aantal) autoriteit(en) kan tot gouden standaard worden verheven.

De derde eis die aan meetinstrumenten wordt gesteld, is de gevoeligheid of responsiviteit. Dat betekent dat het meetinstrument gevoelig dient te zijn voor verandering in de tijd. Stel dat aan een patiënt wordt gevraagd of hij pijn heeft. De keuzemogelijkheden zijn 'wel pijn' en 'geen pijn'. Ook als er vermindering van de pijn optreedt gedurende de fysiotherapeutische behandeling zal de patiënt 'wel pijn' blijven antwoorden. Het meetinstrument is in dat geval niet gevoelig voor verandering van pijn in de tijd. De oplossing om de gevoeligheid te vergroten, is meer variatie aan te bieden in de antwoordmogelijkheden, bijvoorbeeld door middel van vijf keuzemogelijkheden: heel veel pijn – veel pijn – matige pijn – klein beetje pijn – geen pijn. Een andere mogelijkheid om pijn te meten, is door gebruik te maken van een 'visueel analoge schaal' (VAS). Een dergelijke schaal bestaat uit een tien centimeter lange horizontale lijn. Bij het linkeruiteinde staat dan 'geen pijn' en aan de rechterzijde 'maximale pijn'. De patiënt wordt gevraagd de intensiteit van de pijn op dat moment op de schaal aan te geven. Het lijnstuk wordt opgedeeld in millimeters, waardoor de pijn met behulp van een liniaal kan worden uitgedrukt in een getal.

Wat betekent dit voor de kritische lezer?

De auteur zal in zijn artikel de kritische lezer ervan moeten overtuigen dat het gehanteerde meetinstrument het geschiktst was voor de beantwoording van de vraagstelling die hij aan het begin van het artikel heeft geformuleerd. De kritische lezer dient te beoordelen of dit inderdaad het geval is.

Een kwantitatieve uitspraak over de reproduceerbaarheid, met als minimale eis een reproduceerbaarheid van 0,80, en een uitspraak over de validiteit van het meetinstrument en de gevoeligheid van het meetinstrument voor veranderingen zullen op basis van in de tekst verschafte gegevens moeten worden gedaan.

De auteur kan bovendien aangeven dat degene die heeft gemeten speciaal is getraind voor de uitvoering van de meting. Opvallend genoeg lijkt de ervaring van de fysiotherapeut geen of juist een negatieve invloed te hebben op de reproduceerbaarheid (Potter & Rothstein, 1985; Somers et al., 1997). Een verklaring zou kunnen zijn dat de fysiotherapeut door ervaring de test onwillekeurig minder secuur uitvoert. Een andere mogelijkheid is dat de ervaren fysiotherapeut andere, bijkomende informatie opmerkt waardoor de interpretatie van de meting wordt 'gekleurd' (Verhagen et al., 1998). Nogal eens wordt verwezen naar literatuur waarin een meetinstrument is onderzocht op reproduceerbaarheid en validiteit. Let er dan op dat de kwaliteit van meetinstrumenten meestal wordt onderzocht voor een speciale patiëntenpopulatie; de gevonden gegevens kunnen dan niet zomaar worden overgenomen voor een andere groep patiënten.

GEGEVENS

Met behulp van meetinstrumenten als een goniometer, een handdynamometer, een peak-flowmeter maar ook vragenlijsten verkrijgt de onderzoeker zijn gegevens (= data). Voordat hij gaat meten, zal de meetschaal van het meetinstrument moeten worden bepaald. Meetschalen zijn onder te verdelen in vier niveaus: nominaal niveau, ordinaal niveau, intervalniveau en rationiveau (zie voor een uitgebreide bespreking hoofdstuk 2).

Geslacht is een variabele die in bijna elk artikel wordt beschreven. Geslacht is een variabele die op nominaal niveau, met andere woorden op een nominale meetschaal, wordt gemeten. Man en vrouw zijn dan de mogelijke waarden, waarbij de man bijvoorbeeld de code 0 krijgt en de vrouw code 1. Bij een nominale meetschaal hebben de getallen 0 en 1 slechts een etiketfunctie. Een eis is dat de verschillende categorieën elkaar niet mogen overlappen. Bij gegevens op nominaal niveau kan en mag het gemiddelde niet worden berekend. Immers, wat is het gemiddelde van vijf mannen en vijf vrouwen? Van beide wordt dan ook alleen de frequentie gegeven.

Het ordinale niveau zien we veelvuldig wanneer een vragenlijst moet worden ingevuld. Een vraag is dan bijvoorbeeld: 'Had u last van pijn toen u vanochtend wakker werd?' In dit geval is pijn de variabele. De bijbehorende waarden zijn: 'nee/een beetje/tamelijk/veel', die dan

weer aan een getal kunnen worden gekoppeld (bijvoorbeeld: o =
geen, 1 = een beetje, 2 = tamelijk, 3 = veel). Een ander bekend voorbeeld is de meting van de spierkracht, waarbij deze wordt ingedeeld
op een schaal van o tot 5. Typerend voor het ordinale niveau is dat er
een rangorde in de opeenvolgende stappen is te herkennen en dat de
verschillende stappen tussen de getallen niet gelijk zijn. Zo is de stap
tussen spierkracht o en 1 niet gelijk aan de stap tussen spierkracht 4
en 5. Ook nu geldt dat de categorieën elkaar niet mogen overlappen,
maar er is wel een kwalitatieve relatie tussen de categorieën. Omdat
de stappen niet even groot zijn, mag het gemiddelde niet worden
berekend.
Bij interval- en ratioschalen mag het gemiddelde wél worden berekend. Bij intervalschalen zijn de afstanden tussen de verschillende
getallen gelijk. Een voorbeeld hiervan is het meten van de gewrichts-
hoek met behulp van een goniometer. Zo is de afstand tussen 5° en
10° flexie van het articulatio genus (kniegewricht) even groot als die
tussen 5° en 10° extensie.
Bij een ratioschaal zijn de afstanden tussen de getallen gelijk, maar er
is ook nog een absoluut nulpunt. Bekende voorbeelden hiervan zijn
lengte (in centimeters), leeftijd (jaren), kracht (Kgf), peak-flowsnel-
heid (l/min), tijd (sec) en loopsnelheid (m/s). Aangezien intervalgegevens en ratiogegevens dezelfde statistische bewerkingen toelaten,
worden beide ook wel eens samengenomen onder de noemer (para)-
metrische gegevens. Ordinale en nominale gegevens worden non-
parametrische gegevens genoemd.
Belangrijk om te weten is dat voor de verschillende niveaus van gegevens een bepaald soort statistiek wél mag worden gebruikt maar een
ander soort statistiek niet. De kritische lezer moet dan ook in een
wetenschappelijk artikel de gehanteerde meetschaal kunnen herkennen en beoordelen.

PROCEDURE

In de procedure wordt beschreven wat de onderzoekers hebben gedaan. Ook nu bepaalt de vraagstelling sterk wat er moet zijn beschreven. Bijvoorbeeld: als bij patiënten een fysiotherapeutische behandeling is gegeven, dan moet de lezer weten hoe die behandeling eruit-
zag. In artikelen wordt nogal eens globaal over de gegeven interventie geschreven. Zo leest men wel dat er een interventie volgens het
concept NDT is gegeven. In feite weet de lezer nu nog niets. Frequentie, duur en intensiteit, of gebruik is gemaakt van faciliterende of

juist inhiberende technieken, enzovoort, is informatie die behoort te worden beschreven. De vuistregel voor de beoordeling van de procedure – en in feite geldt dit voor de gehele methode – is dat de lezer met de gegeven informatie het onderzoek zou moeten kunnen herhalen (= replicatieonderzoek).

STATISTIEK

Met behulp van descriptieve statistiek kunnen de veelal grote aantallen gemeten gegevens op een overzichtelijke wijze worden samengevat. De gegevens kunnen worden samengevat met behulp van frequentietabellen, centrale tendentiematen en spreidingsmaten.

Frequentietabel: frequenties in absolute waarden en percentages
Een van de meest voorkomende manieren om meetwaarden van een variabele te ordenen, is die met behulp van een frequentietabel. In tabel 3-1 zijn de cijfers, frequenties en de bijbehorende percentages gegeven van een fictief tentamen lezen en interpreteren van fysiotherapeutische literatuur. Het aantal deelnemende cursisten was 40 (n = 40).

Tabel 3-1	Frequentietabel met gegevens van een fictief tentamen Interpreteren van wetenschappelijke literatuur (n = 40).		
cijfer	frequentie	percentage (%)	grafische weergave
1	0	0	
2	2	2/40 = 5	**
3	3	3/40 = 7,5	***
4	2	2/40 = 5	**
5	5	5/40 = 12,5	*****
6	9	9/40 = 22,5	*********
7	8	8/40 = 20	********
8	6	6/40 = 15	******
9	3	3/40 = 7,5	***
10	2	2/40 = 5	**
	n = 40		

Centrale tendentiematen: gemiddelde, mediaan en modus
Met behulp van een centrale tendentiemaat wordt een centrale waarde berekend van een frequentieverdeling. De meest gebruikte centra-

le tendentiemaat is het gemiddelde, soms afgekort als M (van 'mean'), soms als $\bar{x}$. In bijna elk wetenschappelijk artikel wordt deze maat gebruikt. Zo is het praktisch onmogelijk om van iedere patiënt de leeftijd te geven. Wel kan door middel van de gemiddelde leeftijd een indruk worden gegeven van de participerende steekproef. In formulevorm:

$$\text{gemiddelde} = \frac{\text{de som } (\Sigma) \text{ van de scores van de waarnemingen}}{\text{totale aantal waarnemingen}}$$

Toegepast op de gegevens in de frequentietabel: de som van de scores is:
$2 + 2 + 3 + 3 + 3 + 4 + 4 + \dots 9 + 9 + 9 + 10 + 10 = 251$.
Het totale aantal waarnemingen is 40.

gemiddelde = 251/40 = 6,275 (afgerond ligt het gemiddelde cijfer op 6,3).

De *mediaan* is de middelste waarneming van alle gemeten waarden, nadat de getallen zijn geordend in een 'array': een ordening van getallen van hoog naar laag of andersom. Indien er twee middelste waarnemingen zijn, wordt hiervan het gemiddelde genomen.
Van de cijfers voor het tentamen zijn de cijfers in een oplopende array gegeven:
$2, 2, 3, 3, 3, 4, 4 \dots 8, 8, 9, 9, 9, 10, 10$.
Wanneer dit volledig wordt uitgeschreven, blijkt dat 20 en 21 de twee middelste (van de in totaal veertig) waarnemingen zijn. Voor beide waarnemingen geldt dat het cijfer een 6 is. De mediaan is 6.

De *modus* is de waarde die in een frequentietabel het meeste voorkomt. Uit de frequentietabel is af te lezen dat het cijfer 6 het meest frequent voorkomt. Met andere woorden: de modus is 6.

Waarom drie verschillende waarden?
Het doel van de centrale tendentiemaat is door middel van slechts één getal een zo goed mogelijk beeld te geven van een centrale waarde. In het voorbeeld van het tentamen maakt het niet zo veel uit welke maat wordt gebruikt. Immers, de onderlinge verschillen zijn miniem. Toch is er een aantal overwegingen bij het kiezen van de verschillende maten. Het gemiddelde mag in ieder geval worden be-

rekend, indien de gegevens op interval- of op rationiveau zijn gemeten. Sommige statistici vinden het geoorloofd om ook bij ordinale gegevens het gemiddelde te berekenen, mits de stappen tussen de waarden ongeveer even groot zijn (Nunnally, 1967; Winer, 1970). Indien de gegevens op nominaal niveau liggen, mag het gemiddelde niet worden berekend (tabel 3-2). Zo is het berekenen van het gemiddelde van vijf mannen en vijf vrouwen niet mogelijk.

Indien de gegevens op ordinaal niveau zijn gemeten met een schaalverdeling met ongelijke stappen of als de gegevens op nominaal niveau worden gemeten, kan worden gekozen voor de modus (zie tabel 3-2). De mediaan mag worden gebruikt indien de gegevens op ordinaal, interval- of op rationiveau zijn gemeten.

In het algemeen kan worden gesteld dat het niveau van de gegevens mede bepaalt voor welke statistiek wordt gekozen.

Een andere overweging om te kiezen voor de berekening van de modus of de mediaan is wanneer er sprake is van 'uitbijters' in de gegevens, dus als er sterk afwijkende waarden in de frequentieverdeling zijn. Vooral bij patiëntenonderzoek is dit het geval. Zo kan de snelheid van lopen bij CVA-patiënten behoorlijk verschillen. Een uitbijter zou het gemiddelde danig beïnvloeden, waardoor er geen goed beeld van de centrale tendentie wordt gekregen.

Bovendien kan de vraagstelling ertoe leiden dat de modus de eerste optie is voor de berekening van de centrale tendentie, bijvoorbeeld wanneer in de onderzoeksvraag wordt gevraagd welke variabele het meest frequent voorkomt.

Tabel 3-2	De relatie tussen meetniveau, centrale tendentiematen en spreidingsmaten.		
meetniveau	**kenmerk**	**centrale tendentiematen**	**spreidingsmaten**
nominaal	etiketfunctie	modus	
		frequentie	
ordinaal	rangorde	modus	range
		frequentie	(soms de standaarddeviatie)
		mediaan	
		(soms het gemiddelde)	
interval	gelijke afstanden	modus	range

meetniveau	kenmerk	centrale tendentie-maten	spreidingsmaten
		frequentie	standaarddeviatie
		mediaan	
		gemiddelde	
ratio	absoluut nulpunt	modus	range
		frequentie	standaarddeviatie
		mediaan	
		gemiddelde	

Het nadeel van centrale tendentiematen is dat er sprake is van een reductie van de oorspronkelijke gegevens. De originele gegevens kunnen worden vertekend en/of belangrijke details kunnen verloren gaan. Om iets van de informatie terug te krijgen, kan naast de centrale tendentie een spreidingsmaat worden berekend. In de volgende paragraaf wordt een aantal van dit soort maten beschreven.

Variabiliteits- of spreidingsmaten: standaarddeviatie, variantie en range
De maat die het meest wordt gebruikt om de spreiding rondom het gemiddelde aan te geven, is de standaarddeviatie. De berekening mag alleen plaatsvinden wanneer de gegevens op interval- of op rationiveau zijn[1] (zie tabel 3-2). Het berekende getal geeft een goede weergave van de spreiding rondom het gemiddelde indien er sprake is van een normale verdeling. Een normale verdeling ziet eruit als een klok. Als de grafische weergave in tabel 3-1 een kwartslag naar links wordt geroteerd, is de klokvorm visueel te herkennen. De interpretatie van de grafiek is dat hier sprake is van een normale verdeling. Bovendien bestaat de mogelijkheid om met behulp van bepaalde toetsen (bijvoorbeeld chi-kwadraattoets (X^2) of Kolomgorov-Smirnov-toets (K-S) te berekenen of er sprake is van een normaalverdeling. In een wetenschappelijk artikel is dan te lezen dat de standaarddeviatie bijvoorbeeld 2,03 is. Wat betekent dat? Als de lezer door middel van inspectie met eigen ogen kan aannemen, of indien de auteurs door middel van een toets hebben gecontroleerd dat er een normale verdeling is, geldt de volgende vuistregel:

---

1   Ook nu zijn er statistici die zeggen dat de standaarddeviatie mag worden toegepast op ordinale gegevens, mits de stappen tussen de waarden onderling ongeveer gelijk zijn.

- tussen 1 x respectievelijk –1 x de standaarddeviatie vanaf het gemiddelde zit ongeveer 68% van alle gegevens;
- tussen 2 x plus respectievelijk –2 x de standaarddeviatie vanaf het gemiddelde zit ongeveer 95% van alle gegevens.

In het voorbeeld met de tentamencijfers is het gemiddelde 6,275 en is de standaarddeviatie 2,03. Dat betekent dat 68% ligt tussen de 6,275 + 2,03 (= 8,305) en 6,275 – 2,03 (= 4,245). De conclusie is dat afgerond ongeveer 68% van de gegevens tussen de cijfers 8,3 en 4,3 ligt.

Het gemiddelde plus en min 2 keer de standaarddeviatie (6,275 ± 4,06) is respectievelijk 2,215 en 10,335. Nu kan in het algemeen geen hoger cijfer dan 10 worden gehaald, zodat de conclusie inclusief afronding is dat ongeveer 95% van de gegevens tussen de cijfers 2,2 en 10 ligt.

Over de variantie hoeft weinig te worden geschreven. Het kwadraat van de standaarddeviatie is de variantie. Het nadeel hiervan is dat dan ook de eenheid waarin is gemeten, wordt gekwadrateerd. Zo ontstaan opeens bijvoorbeeld graden-kwadraat en jaren-kwadraat, en die getallen zijn niet te interpreteren. Waarom wordt dan toch het begrip *variantie* gebruikt? Onderzoekers kunnen soms niet direct de standaarddeviatie bepalen. Allereerst moeten ze de variantie berekenen en hiervan nemen ze de wortel (het omgekeerde van kwadrateren). Variantie is dus wel een belangrijk begrip voor statistici, maar in een artikel zal het niet vaak worden vermeld.

Ten slotte wordt de *range* wel eens gegeven. Eigenlijk is de range één getal, namelijk het verschil tussen het hoogste en het laagste getal. Zo leest men wel eens dat de gemiddelde leeftijd 58 jaar is met een range van 45 tot 68 jaar. In strikte zin is dit niet correct: de range is 68 jaar min 45 jaar en is dus 23. Het betreft dan echter een foutief hanteren van een begrip waardoor de kwaliteit van een artikel niet echt minder wordt. De range mag zowel op ordinaal als op interval- en rationiveau worden gebruikt.

Resultaten

Nu worden de waargenomen resultaten beschreven. Het maken van frequentietabellen waarmee een overzicht wordt gegeven van hoe vaak een bepaalde uitkomst of groep van uitkomsten voorkomt, is veelal de eerste stap. Hiervoor worden veelal percentages gebruikt (zie tabel 3-1). Een tabel moet te begrijpen zijn zonder dat de tekst erbij wordt gebruikt. Onder een tabel hoort een legenda te staan die bijdraagt aan het voor zichzelf spreken van de tabel. Meestal volgt hierna het maken van grafieken om de gegevens aanschouwelijk te maken (figuren 3-2 t/m 3-5). Vaak kan de lezer aan de hand van grafische figuren 'in één oogopslag' zien waar het om gaat. Bovendien kan door een grafische weergave nog eens extra worden geaccentueerd wat de schrijver van het artikel wil meedelen. Hiervoor kan een staafdiagram (figuur 3-2), een cirkel- of taartdiagram (figuur 3-3) en/of een histogram (figuur 3-4) worden gekozen. Net als voor het gebruik van tabellen geldt voor grafieken dat informatie op een zo overzichtelijk mogelijke manier dient te worden gepresenteerd.

De kritische lezer moet erop letten dat de waarden en de grootheid op de horizontale as en de verticale as zijn gegeven. Door de y-as te manipuleren kan eenvoudig de suggestie worden gewekt dat er veel verandert in de waarde van een variabele. Bijvoorbeeld: de gemiddelde resultaten van tentamens zijn in de periode 1996-2000 respectievelijk 6,0, 6,1, 6,05, 6, 2 en 6,275. Het lijkt erop dat in figuur 3-5a, waar de y-as is geschaald tussen de 5,85 en 6,3, in de laatste twee jaar de resultaten van de cursisten flink hoger zijn dan in de eerste drie jaar. Wanneer echter figuur 3-5b op het oog wordt geïnterpreteerd, lijkt er in de afgelopen vijf jaar geen of bijna geen verschil te zitten in de gemiddelde cijfers.

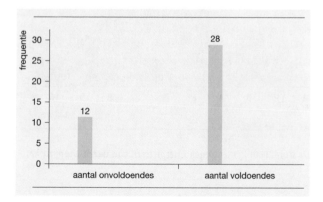

Figuur 3-2 *Het totale aantal onvoldoendes en het totale aantal voldoendes voor een tentamen Interpreteren van fysiotherapeutische literatuur.*

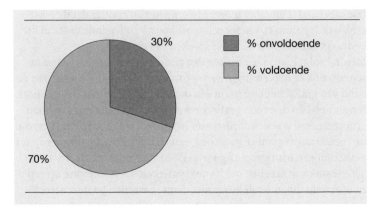

Figuur 3-3 Het percentage onvoldoendes en voldoendes voor een tentamen Interpreteren van fysiotherapeutische literatuur.

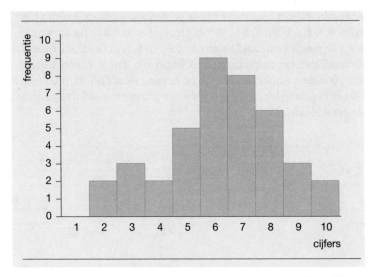

Figuur 3-4 De scores voor het tentamen Interpreteren van wetenschappelijke literatuur.

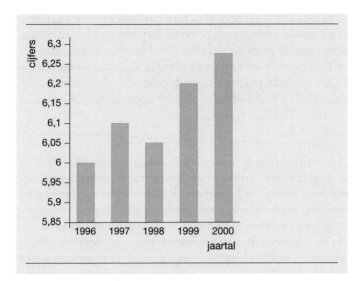

Figuur 3-5a   De resultaten van de cijfers gedurende de periode 1966 t/m 2000
waarbij de y-as is geschaald tussen 5,85 en 6,3.

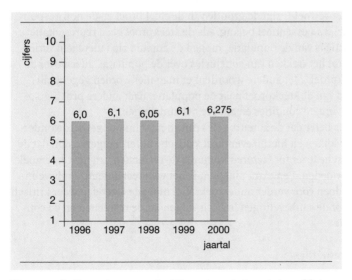

Figuur 3-5b   De resultaten van de cijfers gedurende de periode 1966 t/m 2000
waarbij de y-as is geschaald tussen 1 en 10.

Ten slotte worden in het onderdeel resultaten op een overzichtelijke wijze de centrale tendentie- en de variabiliteitsmaten gegeven. Het is belangrijk voor de kritische lezer om te constateren dat de auteur zich in deze fase van het schrijven van een artikel niet laat verleiden tot het interpreteren van de gemeten gegevens. De onderzoeker dient als een neutrale observator de verzamelde gegevens weer te geven.

Discussie

Veelal is het begin van de discussie ('discussion': bespreking, beschouwing) het herhalen van de geformuleerde vraagstelling(en) en het antwoord hierop. De kritische lezer dient erop gespitst te zijn dat het antwoord dat de auteurs geven op de vraagstelling(en) logischerwijs volgt uit de resultaten. Dan volgt meestal een deel waarin de auteurs hun eigen waarnemingen interpreteren en bespreken. Punten die kunnen worden besproken, zijn de eigen interpretaties van de waarnemingen en hoe deze zich verhouden ten opzichte van andere onderzoeken. Eventuele verschillen kunnen wellicht worden verklaard. Als het goed is, bespreken de auteurs de beperkingen van het uitgevoerde onderzoek. Een van de belangrijkste beperkingen van dit type onderzoek is de representativiteit (= externe validiteit). Zoals al eerder vermeld, zijn de grootte van de steekproef en de non-respons hierbij van essentieel belang. Als de steekproef geen representatieve selectie is van de populatie, mogen de auteurs zich niet laten verleiden tot het trekken van conclusies over de populatie, alleen over de steekproef. Met andere woorden: er mag niet worden gegeneraliseerd van de steekproef naar de populatie, naar andere proefpersonen, andere condities en andere behandelingen.

Het is beter dat de auteurs zelf kritisch naar hun uitgevoerde onderzoek kijken en hierbij eventueel kritische noten aangeven dan dat de kritische lezer tot factoren komt die de resultaten van het onderzoek beïnvloeden. Een extra pluspunt is het wanneer auteurs aanbevelingen doen voor verder onderzoek. Wel moet de lezer dan weer kritisch zijn of de aanbevelingen logisch volgen uit de resultaten en de conclusie.

Literatuurlijst

De literatuurlijst heeft tot doel andere onderzoekers de mogelijkheid te bieden om de in de inleiding en discussie beschreven waarnemin-

gen of interpretaties c.q. generalisaties zelf na te lezen. De literatuurlijst dient dus volledig te zijn zonder foute verwijzingen. Tevens kan
een korte analyse van de literatuurlijst duidelijk maken of de auteur
gebruik heeft gemaakt van recente literatuur of dat de gebruikte literatuur gedateerd is. (Daarmee is overigens niet gezegd dat 'oude'
literatuur niet relevant kan zijn.) Voor meer informatie wordt verwezen naar hoofdstuk 5.

Literatuur

Aufdemkampe G, Meijer OG. Meten en evalueren in de fysiotherapie. Ned T Fysio-
    ther 1989;99:143-148.
Bakx VEM, Fossen AH, Wijk JA van. De kwaliteit van effectonderzoek in het Ned T
    Fysiother: 1984 t/m 1988. Ned T Fysiotherapie 1991;101: 68-75.
Drenth PJD. Inleiding in de testtheorie. Derde druk. Deventer: Van Loghum Slaterus,
    1985.
Fugl-Meyer AR, Jaasko L, Layman I, Olsson S, Steglind S. The post-stroke hemiple-
    gic patient: a method of evaluation of physical performance. Scandinavian Jour-
    nal of Rehabilitation Medicine 1975;7:13-31.
Geurts P. Van probleem naar onderzoek. Bussum: Uitgeverij Coutinho, 1999.
Keus SHJ, Verbaan D, Jonge PA de, Hofman M, Bloem BR, Munneke M, Hilten JB
    van. Fysiotherapie bij de ziekte van Parkinson: verwijzing, behandeling en
    patiëntentevredenheid. Ned T Fysiother 2004;114(3): 72-77.
Nunnally J. Psychometric theory. New York: McGraw-Hill, 1967:20-30.
Obbens HJM, Raassen-Beijer MAJ, Terlouw TJA, Aufdemkampe G, Meijer OG. Kwa-
    liteit van effectonderzoek: 1979 t/m 1983. Ned T Fysiother 1986;96:252-259.
Ottenbacher KJ. Evaluating clinical change. Baltimore/Londen: Williams & Wilkins,
    1986.
Potter NA, Rothstein JM. Intertester reliability for selected clinical tests of the sacroi-
    liac joint. Physical Therapy 1985;65(11):1671-1675.
Prins AG, Mijnheer EM, Stegeman P, Slagter GEC, Wilgen CP van. Fysiotherapie na
    lumbale discectomie; een exploratief onderzoek in de eerste lijn. Ned T Fysiother
    2005;116(2): 26-29.
Somers DL, Hanson JA, Kedzierski CM, Nestor KL, Quinlivan KY. The influence of
    experience on the reliability of goniometric and visual measurement of forefoot
    position. JOSPT 1997;3:192-202.
Spies-Dorgelo MN, Ende CHM van den. Sportfysiotherapie in de praktijk een be-
    schrijvend onderzoek. Ned T Fysiother 2004;114(4): 98-103.
Swanborn PG. Basisboek sociaal onderzoek. Meppel: Boom, 1991.
Tol BAF van, Smits J, Wagenaar RC. Ontwennen van mechanische beademing: een
    casusstudie gericht op het adempatroon. Ned T Fysiother 1998;6:164-171.
Verhoef J van, Dolder R van, Benda E. Intra- en interbeoordelaarsbetrouwbaarheid
    van een indirecte volumebepaling van het onderbeen met behulp van de schijven-
    methode. Ned T Fysiother 1998;2:37-42.

Checklist voor de kritische lezer ter beoordeling van de leesbaarheid van een beschrijvend onderzoek.
- De algemene structuur van een wetenschappelijke publicatie is herkenbaar.
- Er worden geen onbekende termen en afkortingen gebruikt.
- Er zijn geen storende grammaticale en spelfouten.

Checklist voor de kritische lezer ter beoordeling van de methodologie en de statistiek van een beschrijvend onderzoek.

1 **De titel**
   Is de titel kort, duidelijk en dekt deze de inhoud?

2 **De samenvatting**
   Geeft de samenvatting weer wat er in het artikel staat?
   Zijn opzet, methode, resultaten en conclusies duidelijk?

3 De inleiding nodigt uit tot verder lezen omdat:
   - de vraagstelling duidelijk is beschreven;
   - de context van het onderzoek duidelijk is beschreven;
   - de relevantie voor de fysiotherapie wordt aangegeven;
   - het duidelijk is wanneer en waar het onderzoek is uitgevoerd.

4 **De methode**
   4.1 *Populatie of steekproef*
   - Is er sprake van een adequate selectie en beschrijving van de populatie/steekproef?
   - Is er een selecte of een aselecte steekproef?
   - Is de grootte van de steekproef beschreven?
   - Is het aantal uitvallers gerapporteerd?
   - Zijn de inclusie- en exclusiecriteria beschreven?

   4.2 *Design*
   - Is duidelijk welke onderzoeksopzet is gekozen (retrospectief, prospectief, cross-sectioneel of longitudinaal onderzoek)?

   4.3 *Meetinstrumenten*
   - Is de reproduceerbaarheid gegeven en is deze hoger dan 0,80?

- Is een valide meetinstrument gekozen?
- Is het meetinstrument gevoelig voor veranderingen in de tijd?

4.4 Gegevens
- Is duidelijk op welke meetschaal wordt gemeten?

4.5 Procedure
- Is duidelijk wat er gemeten is en hoe dat is gedaan?

4.6 Analyse
- Is de keuze van de toegepaste analyse terecht?

De volgende vraag dient bevestigend te worden beantwoord, anders is er voor de kritische lezer geen reden om het artikel verder te lezen:
- Is de methode zo beschreven dat het onderzoek kan worden gerepliceerd?

5 De resultaten
- Worden de resultaten op een overzichtelijke en duidelijke wijze gerapporteerd?
- Hebben de tabellen en figuren een meerwaarde wat een overzichtelijke weergave betreft?
- Zijn de tabellen en figuren te begrijpen zonder dat de tekst van het artikel moet worden geraadpleegd?
- Zijn de resultaten zo beschreven dat duidelijk is dat de conclusies uit het onderzoek terecht zijn?

6 Discussie/bespreking, beschouwing (conclusie)
- Wordt een antwoord gegeven op de vraagstelling?
- Zijn de conclusies gerechtvaardigd, gegeven de opzet en de resultaten van het onderzoek?
- Bespreken de auteurs eventuele voordelen en/of beperkingen van het onderzoek?
- Worden de gevonden resultaten vergeleken met andere wetenschappelijke publicaties?
- Worden er suggesties gedaan voor vervolgonderzoek?

7 Literatuur
- Zijn naam (namen) van auteur(s), boek/tijdschrift, jaartal, titel, enzovoort correct gegeven?

Bijlage 3-3

Ned Tijdschr Fysiother 2006;116(2):26-29

Fysiotherapie na lumbale discectomie; een exploratief onderzoek in de eerste lijn

Doel van de studie
De opnameduur van patiënten na een lumbale discectomie is de laatste jaren fors afgenomen. De revalidatie van deze patiënten vindt nu vooral plaats in de thuissituatie door eerstelijns fysiotherapeuten. Het doel van dit onderzoek is het verkrijgen van meer inzicht in deze behandeling. Daarbij werd gekeken naar de behandelindicaties en de achterliggende theorieën van de fysiotherapeuten over de gegeven behandeling.

Methode
27 praktijken in de eerste lijn die patiënten behandelden na een lumbale discectomie in het Universitair Medisch Centrum Groningen, werden aangeschreven met de vraag om te participeren in het onderzoek. Bij 25 in deze praktijken werkzame fysiotherapeuten werd een semi-gestructureerd interview afgenomen.

Resultaten
De fysiotherapeutische behandeling bestond met name uit oefentherapie, vanuit verschillende theoretische concepten. Deze concepten waren in te delen in 3 groepen: het ontlasten van de tussenwervelschijf, met nadruk op stabiliteit, een goede houding en restricties; actieve stabiliteit, met toestaan van dynamisch bewegen en vrijuit bewegen op geleide van het klinische beeld.

Conclusie
Eerstelijns postoperatieve fysiotherapeutische behandeling van lumbale discectomie vindt plaats vanuit meerdere theoretische concepten. Dientengevolge verschillen zowel de inhoud van de oefentherapie, als de adviezen die patiënten krijgen. De vraag rijst of het zinvol is om patiënten gericht te verwijzen, zodat de visie van de behandelend arts en die van de behandelend eerstelijns fysiotherapeut op elkaar aansluiten. In een gecontroleerde studie zou moeten worden onderzocht in hoeverre de effecten van de diverse behandelingen van elkaar verschillen.

· *Fysiotherapeuten in de eerste lijn behandelen patiënten na een lumbale discectomie vooral met oefentherapie.*
· *Oefentherapie na lumbale discectomie wordt in de praktijk vanuit verschillende concepten toegepast.*
· *De keuze voor het onderliggende concept bepaalt de inhoud van de oefentherapeutische behandeling.*

De opnameduur van patiënten na een lumbale discectomie is de laatste jaren fors afgenomen. Tien jaar geleden waren opnames van 10 dagen normaal, tegenwoordig gaan patiënten na tweedagen met ontslag. De revalidatie van deze patiënten wordt heden ten dage dan ook met name verricht door eerstelijns fysiotherapeuten. Fysiotherapie na een lumbale discectomie behoort tot de 'standaard' nazorg in Nederland.

Uit een enquête onder Nederlandse fysiotherapeuten blijkt dat fysiotherapeutische behandeling vaak direct postklinisch start. De behandeling bestaat voornamelijk uit het geven van voorlichting en actieve oefentherapie. In de enquête werd geen navraag gedaan naar de inhoud van de oefentherapie, noch naar die van de achterliggende theorieën van de gegeven behandeling.[1,2] Ostelo et al. concluderen dat patiënten die in de eerste lijn werden behandeld na een lumbale discectomie gemiddeld 18 behandelingen kregen van 30 minuten, verspreid over gemiddeld 3 maanden.[3] Alle fysiotherapeuten gaven instructies om de kracht en stabiliteit van de rompmusculatuur te verbeteren; 65% van hen gaf instructies over tillen, zitten, staan en andere ADL-activiteiten; 45% paste ten minste 3 keer elektrotherapie toe ter pijnvermindering en tonusverlaging, terwijl 30% om die reden tussen de 2 en 13 keer massage of manipulaties toepaste.[3] In dit onderzoek werd geen aandacht besteed aan de achterliggende theorieën van de uitgevoerde behandeling. In de internationale literatuur wordt beschreven dat de fysiotherapeutische behandeling 4-6 weken postklinisch start. Er is geen bewijs dat een behandeling die postklinisch eerder start effectiever is of dat de onderzochte behandelingen de kans op een recidief vergroten.[4] Ook is onduidelijk wat de effectiefste fysiotherapeutische behandeling is. Er is wel sterk bewijs dat patiënten die binnen 4-6 weken postklinisch begonnen met een intensief oefenprogramma, op korte termijn minder pijn en een toegenomen functionaliteit hadden en eerder arbeidsgeschikt waren dan patiënten die geen of matig intensieve oefentherapie kregen aangeboden. Op langere termijn, een jaar na de discectomie, bleek er geen verschil meer aantoonbaar tussen de patiëntengroepen met of zonder oefentherapie.[5,6] Carragee concludeert in zijn prospectieve studie dat werkzaamheden sneller werden hervat wanneer een fysiotherapeut geen restricties oplegde, en patiënten stimuleerde tot activiteit.[7] Therapie die was gericht op het hervatten van werkzaamheden bleek effectiever dan therapie die zich hier in mindere mate op richtte.[1] Een multidisciplinaire behandeling was niet beter dan reguliere fysiotherapie; ook werd er geen verschil gevonden tussen oefenen in de eerstelijns praktijk of thuis oefenen.[3,8] Over het effect van zenuwmobilisatietechnieken als behandeling direct na een chirurgische ingreep kan niets worden geconcludeerd, aangezien hiernaar te weinig onderzoek is verricht.[9] Ostelo et al. concluderen dat gedragsgerelateerde therapie niet effectiever is dan gebruikelijke fysiotherapie.[4] Het type operatie, discectomie versus microdiscectomie, bleek niet van invloed op het herstel gedurende het eerste jaar postoperatief.[10]

Uit de literatuur over onderzoek naar fysiotherapeutische behandeling en een discectomie, lijkt actieve oefentherapie de meest geïndiceerde behandeling te zijn. Onduidelijk blijft of deze behandeling ook in de eerste lijn wordt toegepast en vanuit welke theoretische concepten deze behandeling dan plaatsvindt.

Onze hypothese luidt dat als de achterliggende theoretische concepten verschillen, dit gevolgen heeft voor de uitvoering van de behandeling, zoals de gegeven oefentherapie, de adviezen en de eventueel opgelegde restricties. Doel van dit onderzoek was het analyseren van de behandelmethoden die in Nederland in de eerste lijn worden toegepast, de invulling daarvan en de theoretische concepten van waaruit deze behandelmethoden worden toegepast.

MATERIAAL EN METHODE

Onderzoeksgroep

Patiënten die in de periode van april 2004 tot september 2004 op de afdeling Neurochirurgie in het Universitair Medisch Centrum Groningen een eerste lumbale discectomie ondergingen, werden benaderd met de vraag of zij fysiotherapeutisch waren nabehandeld en zo ja, waar. Al deze patiënten ondergingen de discectomie ten gevolge van een hernia nucleus pulposi, eventueel in combinatie met een stenose.

Alle benaderde patiënten kregen bij ontslag uit het ziekenhuis een verwijzing mee voor fysiotherapie. Zes (17%) patiënten maakten om onbekende reden geen gebruik van de verwijzing. Twee patiënten werden fysiotherapeutisch behandeld in de polikliniek van een ziekenhuis, 27 patiënten werden nabehandeld in een eerstelijns praktijk in Noord-Nederland. Aan deze 27 eerstelijns praktijken werd een brief gestuurd met uitleg over het onderzoeken en verzoek tot deelname. Binnen een week na versturen van de brief werd er telefonisch contact met de praktijk opgenomen. In totaal namen 25 fysiotherapeuten aan het onderzoek deel.

Twee praktijken wilden niet deelnemen vanwege tijdgebrek.

Interview

Het voor dit onderzoek ontwikkelde semi-gestructureerde interview bestond voornamelijk uit open vragen over de behandeling die in de praktijk in het algemeen bij deze patiëntengroep wordt toegepast en het daaraan ten grondslag liggende theoretische concept (figuur 1). De vragen waren niet toegespitst op de behandeling van de in dit onderzoek benaderde en doorverwezen patiënt.

De interviews werden afgenomen door 2 daartoe getrainde onderzoekers. Bij 16 fysiotherapeuten werd het interview persoonlijk afgenomen, bij 9 telefonisch, vanwege de grote reisafstand of op verzoek van de fysiotherapeut.

Dataverwerking en analyse

De fysiotherapeuten werden door twee onderzoekers ingedeeld in groepen op basis van de inhoud van de behandeling en de achterliggende theorieën. Hierbij werden drie groepen gevonden (en een groep overig). Voor deze groepen werden criteria opgesteld, waarna, op basis van deze criteria, de interviews nogmaals door beide onderzoekers afzonderlijk werden geanalyseerd. De criteria waren: ontlasten van de tussenwervelschijf, gericht op ontlastende houding, pijn vermijden (groep 1); stabiliteitstraining, overbelasting tegengaan, gecontroleerd bewegen en pijn vermijden (groep 2); patiënten activeren, luisteren naar de signalen van het lichaam, angstreductie, pijn mag, afhankelijk van napijn (groep 3).

Indien en tussen de onderzoekers geen consensus was over de groep waarin een fysiotherapeut zou moeten worden ingedeeld, werd het interview nogmaals door de onderzoekers samen geanalyseerd en naar aanleiding daarvan ingedeeld in een groep. Fysiotherapeuten van wie de behandeling niet was te definiëren volgens de criteria, werden ingedeeld in groep 4. Dit waren fysiotherapeuten die geen eenduidige visie formuleerden.

In het interview werd aan de fysiotherapeuten tevens gevraagd of zij bekend waren met de KNGF-richtlijn en in hoeverre zij deze richtlijn bij de behandeling gebruikten.

De antwoorden werden verwerkt met behulp van SPSS11.0.

Figuur 1 Het semi-gestructureerde interview betreffende de behandeling van patiënten na een lumbale discetomie.

Aantal behandelingen
Duur/Frequentie/Benodigd aantal behandelingen

Behandelindicaties (meerdere mogelijk)
Op welke indicaties wordt de behandeling uitgevoerd?
Wat is de oorzaak van deze indicatie?
Hoe ziet de behandeling van de desbetreffende indicatie eruit?
Hoe wordt het werkingsmechanisme van de behandeling verklaard?

Pijn (lokaal/uitstralend)
Wat wordt gezien als oorzaak van de pijn?
Hoe wordt met pijn omgegaan tijdens de behandeling?

Werkzaamheden
Wanneer mag een patiënt zijn werkzaamheden weer hervatten?
Op welke manier worden werkzaamheden weer gestart?

Opdrachten voor thuis/adviezen en restricties
Welke opdrachten/adviezen/restricties krijgt een patiënt mee naar huis?
Wat is het doel van deze opdrachten/adviezen/restricties

KNGF-richtlijnen
Is de fysiotherapeut bekend met de KNGF-richtlijnen?
Maakt de fysiotherapeut gebruik van de richtlijnen?
Op welke manier maakt de fysiotherapeut van de richtlijnen gebruik?

Resultaten

Onderzoeksgroep

In totaal werden er 4 vrouwelijke en 21 mannelijke fysiotherapeuten geïnterviewd; de gemiddelde leeftijd was 44 (SD: 9) jaar. De fysiotherapeuten waren gemiddeld 20 (SD: 9) jaar werkzaam. Gemiddeld werden er door de fysiotherapeuten 11 patiënten (range: 1-30) per jaar na een discectomie behandeld. De duur van een behandeling varieerde van 20-30 minuten, de behandelfrequentie was gemiddeld 13 keer (range: 4-24).

Behandelindicaties

De behandelbare aspecten (indicaties) staan beschreven in tabel 1.

Van de fysiotherapeuten die in hun behandeling aandacht besteedden aan spierkracht deed 50% dit om de spierkracht te normaliseren en 50% om de stabiliteit te verbeteren. 24 van de 25 (96%) fysiotherapeuten gaven thuisoefeningen mee, met als belangrijkste doel mobilisatie, stabilisatie en spierversterking. De helft van de fysiotherapeuten gaf de opdracht om veel te wandelen, voornamelijk ter verbetering van de conditie en ter mobilisatie. De helft van de fysiotherapeuten (52%) gaf houdingsadvies, 48% van de fysiotherapeuten gaf advies met betrekking tot dynamisch bewegen en 44% gaf advies over de arbeid-rustverhouding. Door 14 van de 25 (56%) fysiotherapeuten werd aangenomen dat de patiënt de eerste weken niet zelf mocht autorijden. Als reden werd meestal gegeven dat de chirurg deze restrictie oplegde. Ook werd als reden de kans op overbelasting van passieve structuren of het operatiegebied genoemd.

Theoretische concepten per groep

De 25 geïnterviewde fysiotherapeuten konden worden ingedeeld in vier groepen (tabel 2), waarvan de laatste als restgroep werd beschouwd.

De fysiotherapeuten die tot de eerste groep behoorden, richtten zich op houding en rugscholing. Zij wilden de passieve structuren (tussenwervelschijf) ontlasten door middel van een goede (werk-)houding. Hierbij werd de patiënt geadviseerd zo weinig mogelijk bewegingen te maken die deze passieve structuren belastten. De fysiotherapeuten gaf veronderstelden dat deze houding de kans op een recidief en op andere rugklachten reduceerden.

De fysiotherapeuten in de tweede groep richtten zich voornamelijk op de stabiliteit. Door het trainen van de kleinere en diepe spieren rondom de wervels (musculus multifides en musculus transversus abdominalis) wilden zij een betere actieve stabiliteit verkrijgen. De fysiotherapeuten veronderstelden dat een goede stabiliteit de belasting op de passieve structuren deed afnemen waardoor in de toekomst de kans op rugklachten verminderde.

De fysiotherapeuten in de derde groep richtten zich voornamelijk op het weer activeren van patiënten. Deze fysiotherapeuten leerden hun patiënten luisteren naar hun eigen lichaam en zij wilden vooral (bewegings)angst wegnemen.

Tot de restgroep behoorden fysiotherapeuten die behandelden volgens een niet nader te differentiëren concept en fysiotherapeuten van wie de behandeling sterk afweek.

Beleid ten aanzien van restricties

Fysiotherapeuten in alle groepen legden restricties op. Deze restricties varieerden van concrete restricties, zoals tillen en autorijden, tot meer algemene

Tabel 1 Behandelbare aspecten na lumbale discetomie voor post-klinische behandeling volgens geïnterviewde fysiotherapeuten (n = 25).

Behandelindicatie	n	(%)
Spierkracht	19	(76)
Mobiliteit	15	(60)
Stabiliteit/coördinatie	15	(60)
Activiteiten van het Dagelijks Leven	12	(48)
Conditie	11	(44)
Pijn	10	(40)
Ziekte-inzicht/angst/voorlichting	8	(32)
Houding	7	(28)
Overig (neurologische uitval, ademhalingstherapie)	2	(8)

Tabel 2 Groepsindeling naar werkwijze en theorie.

Groepsindeling	n	(%)
Houding/rugscholing (groep 1)	13	(52)
Stabiliteitstraining (groep 2)	6	(24)
Activeren (groep 3)	4	(16)
Niet nader te definiëren (groep 4)	2	(8)

geldende restricties, zoals het vermijden van activiteiten die klachten verergerden. Door een aantal fysiotherapeuten uit groep 1 en 2 werd (te lang) zitten als restrictie meegegeven. Ook sporten werd als restrictie genoemd door fysiotherapeuten uit groep 1 (termijnen 6 weken tot een half jaar).

De meer algemene restricties werden, procentueel gezien, in groep 3 het meest genoemd. Alleen in groep 1 werden levenslange restricties opgelegd (38% van de fysiotherapeuten).

Ontlasting van het operatiegebied werd door alle fysiotherapeuten als doel van de restricties aangegeven, ongeacht de groep. Fysiotherapeuten in groep 1 en 2 noemden ook de ontlasting van passieve structuren, zoals tussenwervelschijf, banden en kapsel.

Formulering einddoelen

De ene helft van de fysiotherapeuten had als einddoel het functioneren van de patiënt zoals dat was vóór de klachten (hetgeen inhield dat de patiënten hun werkzaamheden en hobby's weer konden oppakken). Deze therapeuten waren evenredig verdeeld over de groepen. De andere helft wilde voorkomen dat de patiënt opnieuw een hernia zou krijgen. Dit deden zij door te werken aan een goede houding en/of stabiliteit. Deze fysiotherapeuten bevonden zich voornamelijk in groep 1 en 2. In groep 3 wilden de fysiotherapeuten de patiënt begeleiden bij het herstel en de patiënt weer op zijn oude niveau terug helpen.

Interpretatie van pijn

De oorzaken van lokale en uitstralende pijn zijn beschreven in tabel 3. Van de fysiotherapeuten stond 52% lokale pijn toe tijdens de behandeling, afhankelijk van de napijn; 40% wilde pijn in het operatiegebied vermijden en paste de oefeningen hierop aan. In groep 1 en 2 werd een gelijke verdeling aangetroffen tussenfysiotherapeuten die lokale pijn toestonden en fysiotherapeuten die dit wilden vermijden. In groep 3 stonden alle fysiotherapeuten lokale pijn toe. Van de fysiotherapeuten paste 88% de oefeningen aan als de uitstralende pijn toenam; 8% zei dat deze bijstelling afhankelijk was van de soort uitstraling; 4% wilde eerst de oorzaak van de pijn achterhalen.

Tabel 3 *Verklaringen van fysiotherapeuten voor rugpijn en uitstralende pijn na een lumbale discectomie (in sommige gevallen worden meerdere oorzaken per fysiotherapeut genoemd).*

Lokale pijn	n	(%)	Uitstralende pijn	n	(%)
Operatiewond/ontstekingsreactie	20	(80)	Compressie op de zenuw	12	(48)
Aspecifiek	6	(24)	Geïrriteerde zenuw	8	(32)
Psychische component	5	(20)	Verkleving van de zenuw	3	(12)
			Referred pain	2	(8)

Tabel 4 *Gebruik KNFG-richtlijn per groep.**

	Groep 1 n (%)	Groep 2 n (%)	Groep 3 n (%)	Totaal n (%)
Ja	7 (54)	5 (83)	3 (75)	15 (65)
Nee	6 (46)	1 (17)	1 (25)	8 (35)

* Vanwege kleine aantallen niet getoetst.

KNGF-richtlijnen

Alle geïnterviewde fysiotherapeuten zeiden 'bekend' te zijn met de KNGF-richtlijn, 36% maakte geen gebruik van de richtlijnen.
Als voornaamste oorzaak werd genoemd dat het veel tijd kost om de richtlijn volledig door te nemen en toe te passen in de behandeling. De richtlijn leek niet sturend te zijn voor een specifieke behandelstrategie c.q. theoretisch concept bij diegenen die de richtlijn wel gebruikten, hoewel de richtlijn meer leek te worden gebruikt in groep 2 en 3 *(tabel 4).*

Discussie

In dit onderzoek zijn de behandelindicaties en de achterliggende concepten van eerstelijns fysiotherapeuten beschreven betreffende de behandeling van patiënten na een lumbale discectomie. Fysiotherapeutische behandelingen en behandelindicaties worden in de literatuur beschreven. Hierbij staat actieve oefentherapie vaak centraal. Essentieel is vanuit welk theoretisch concept oefentherapie wordt aangeboden. Kijkend naar achterliggende theorieën en de daarbij gegeven adviezen en restricties blijken er in deze studie grote verschillen te bestaan tussen de behandelingen en de vormen van oefentherapie. De fysiotherapeuten zijn verdeeld in 3 groepen en een groep overige. Fysiotherapeuten in groep 3 hebben als doel de patiënt te laten herstellen van de operatie door de activiteiten weer op peil te brengen op geleide van het klinische beeld, met algemene restricties en met oog voor bijvoorbeeld (bewegings)angst. Fysiotherapeuten in groep 1 en 2 richten zich met name op het ergonomisch gedrag en/of de houding van de patiënt. Fysiotherapeuten in groep 1 gaan er daarbij vanuit dat ergonomie te allen tijde belangrijk is, gecombineerd met stabiliteitstraining. Centraal daarbij staat dat de fysiotherapeut vindt dat de tussenwervelschijf ontlast dient te worden. In groep 2 is stabiliteit ook belangrijk, maar in die groep mogen patiënten wel dynamisch bewegen. Sommige fysiotherapeuten volgen niet één strikte visie, maar voegen verschillende theoretische concepten samen. Het opleggen van restricties voor patiënten lijkt onverstandig.[7] Toch leggen de geïnterviewde fysiotherapeuten veel restric-

ties op vanuit het theoretische concept waaruit zij werken. Een grote groep (38%) legt de patiënten 'levenslange' restricties op. Dit zijn vooral ergonomische en houdingsrestricties, uitgaande van het ontzien van de tussenwervelschijf en rugscholing. De hoeveelheid opgelegde restricties loopt uiteen. Restricties worden ook gegeven omdat fysiotherapeuten denken dat neurochirurgen dit doen. Vanuit het Universitair Medisch Centrum Groningen worden sinds een aantal jaren geen absolute restricties meer opgelegd aan patiënten; het beleid omtrent restricties in de verschillende ziekenhuizen lijkt echter niet eensluidend. Weinig fysiotherapeuten stellen werk als centraal einddoel van de behandeling en richten ook de behandeling hier niet specifiek op. Het opstellen van een reïntegratieplan gericht op een snelle werkhervatting zou meer aandacht mogen krijgen in de fysiotherapeutische behandeling, omdat dit het herstel bevordert.[1]
De KNGF-richtlijnen zijn bij de fysiotherapeuten in meer of mindere mate bekend. Opvallend is dat de richtlijnen bij alle drie de groepen worden gebruikt. Dit lijkt, gezien de verschillen in behandelaanpak niet goed te duiden. Een mogelijke verklaring lijkt dat de richtlijnen te globaal zijn geschreven en dat in de richtlijn geen eenduidige behandelaanpak wordt geadviseerd.
Omdat het een exploratief onderzoek betreft, is gekozen voor een semi-gestructureerd interview in plaats van voor een enquête. Een interview heeft als voordeel dat goed doorgevraagd kan worden op de achterliggende gedachte van behandelingen. Een ander voordeel van een persoonlijk interview lijkt dat de persoonlijke benadering zorgt voor een hoge respons; van de benaderde fysiotherapeuten heeft 93% deelgenomen. Het nadeel van een kwalitatief semi-gestructureerd interview is dat er veel beïnvloedbare factoren zijn. Vooral de interviewers en het verwerken van de interviews is subjectiever dan bij kwantitatief onderzoek. Getracht is deze subjectiviteit te minimaliseren door de interviewers te trainen en achteraf de criteria op te stellen voor de groepsindeling. Er zijn 9 interviews telefonisch afgenomen, vanwege reisafstanden of op verzoek van de fysiotherapeut; onduidelijk is of deze wijze van afname invloed heeft gehad op de resultaten.
Uit dit onderzoek kan geconcludeerd worden dat patiënten op verschillende manieren worden behandeld, vanuit verschillende achterliggende theorieën. Deze verschillen in de uitvoering zijn aanzienlijk en de vraag rijst wat eventueel de consequenties zijn voor patiënten. Het lijkt van belang dat verwijzende instanties gericht gaan verwijzen naar praktijken die qua visie aansluiten op hun benadering. Ook zullen de verwijzende instanties zelf meer duidelijkheid dienen te geven over de gewenste fysiotherapeutische nabehandeling en wel of geen opgelegde restricties. Tevens moet gekeken worden of de variatie in fysiotherapeutische behandeling wenselijk is. Het uiteenlopen van theoretische concepten is een bekend verschijnsel binnen (para)medische behandelingen, maar is aan verwijzers en patiënten moeilijk uit te leggen. Een gecontroleerde effectstudie zou meer inzicht moeten geven in de vraag of er sprake is van verschil in resultaten bij de verschillende behandelingen op de korte en lange termijn.

Dankwoord

Wij bedanken de heer dr. C. P. van Wilgen voor zijn advies. Tevens bedanken wij de Hanzehogeschool Groningen en de afdeling Fysiotherapie en Neurochirurgie van het Universitair Medisch Centrum Groningen die dit onderzoek mogelijk maakten.

ABSTRACT
Physiotherapy after lumbar discectomy; an exploratory study of first-line health care
Objective. Nowadays, patients stay in hospital after lumbar disc surgery for a much shorter time than in the past, and rehabilitation is mainly the responsibility of physiotherapists working in a primary care setting. The aim of this study was to learn more about indications for, and goals of, treatment and the underlying theoretical background of the treatment given.
Method. Twenty-seven primary care physiotherapy practices were asked to participate in the study. These practices treated patients who had undergone lumbar disc surgery in the University Medical Center Groningen. Twenty-five physiotherapists completed a semi-structured interview.
Results. Physiotherapy mainly consisted of exercise or training. The treatments provided were based on three theoretical concepts. In group 1 the main focus was on avoiding high lumbar disc loads, with emphasis on increasing muscular stability, adopting a 'good' posture, and moving without restrictions. In group 2 the focus was on muscular stability and exercising without restrictions, and in group 3 the focus was on active movements without specific restrictions.
Conclusion. Different physiotherapy treatments are used to help patients recover from lumbar disc surgery. These treatments have different theoretical backgrounds and differ in the type of exercises, education, and restrictions. As a consequence of these differences, hospitals should consider referring patients to physiotherapy practices that provide the treatment that is most compatible with the hospital's perceived treatment goals. A randomized trail should be performed to analyse the consequences of these different treatment approaches for patients.

Key words: lumbar disc; surgery; physiotherapy; rehabilitation

Literatuur
1 Lötters FJB, Postoperatieve fysiotherapie bij lumbale HNP-patiënten (2). Fysiopraxis 1999;4:13-5.
2 Lötters FJB, Postoperatieve fysiotherapie bij lumbale HNP- en stenose patiënten. Fysio-Praxis1999;8(1):18-21.
3 Ostelo RWJG, Goossens MEJB,Vet HCW de, Brandt PA van den. Economic evaluation of a behavioural-graded activity program compared to physical therapy for patients following lumbar disc surgery. Spine 2004;29(6):615-22.
4 Ostelo RWJG, Vet HCW de, Waddell G. Rehabilitation following first-time Lumbar Disc Surgery. Spine 2003;28:209-18.
5 Danielsen JM, Johnsen R, Kibsgaard SK, Hellevik E. Early aggressive exercise for postoperative rehabilitation after discectomy. Spine 2000;25:1015-20.
6 Kjellby-Wendt G. Early Active Training After Lumbar Discectomy, Spine 1998;23:2345-51.
7 Carragee EJ, Helms E, O'Sullivan GS. Are postoperative activity restrictions necessary after posterior lumbar discectomy? A prospective study of outcomes in 50 consecutive cases. Spine 96;21:1893-7.
8 Johannsen F, Remvig L, Kryger P, etal. Supervised endurance exercise training compared to home training after first time lumbar disectomy: a clinical trial. Clin Exp Rheurmatol 1994;12:609-14.
9 Kitteringham C. The Effect of Straight Leg Raise Exercises after Lumbar Decompression Surgery - A Pilot Study. Physiotherapy, February 1996;82;nr.2.
10 Gibson AJN, Grant IC, Waddell G. The Cochrane review of surgery for lumbar disc prolaps and degenerative lumbar spondylosis. Spine 1999;24:1820-32.

Deze bijlage werd eerder gepubliceerd in 2006 in het Nederlands Tijdschrift voor Fysiotherapie (116(2), pagina's 26-29). Het artikel is geplaatst met toestemming van de redactie van het tijdschrift én van de auteurs van het betreffende artikel.

Opdrachten

De volgende opdrachten gaan over het artikel dat is afgedrukt in bijlage 3-3.

1 Structuur:

Wat vindt u van de algemene structuur in het genoemde artikel? Is de algemene structuur van een wetenschappelijke publicatie herkenbaar?

2 Inleiding:

– Geef een korte omschrijving van de vraagstelling van het onderzoek. Tot welk type onderzoek zal de vraagstelling leiden?

– Geef kort aan of er achtergrondinformatie wordt gegeven, met andere woorden: wordt er genoeg informatie gegeven om de vraagstelling in een context te plaatsen?
– Wordt in dit onderzoek in de inleiding naar relevante literatuur verwezen?

3 *Materiaal en methode:*
– Is in het artikel sprake van een populatie of van een steekproef?
– Wordt er in het artikel iets geschreven over de kwaliteit (reproduceerbaarheid, validiteit en responsiviteit) van het meetinstrument?
– Geef acht variabelen die in dit artikel worden beschreven.
– Wat is het niveau van de meetschaal (nominaal, ordinaal, interval- of rationiveau)?

4 *Resultaten:*
– Van de onderzoeksgroep is bekend dat zij gemiddeld 20 jaar werkzaam zijn als fysiotherapeut met een standaarddeviatie van 9. Wat betekent dit?
– Zijn de tabellen en figuren, tezamen met het bijschrift, duidelijk en te begrijpen zonder dat de tekst van het artikel hoeft te worden geraadpleegd?

5 *Discussie:*
– Geven de auteurs een adequaat antwoord op de vraagstelling zoals die is verwoord in de inleiding?
– Vergelijken de auteurs hun bevindingen met andere literatuur?
– Bespreken de auteurs de opzet van hun onderzoek?
– Geven de auteurs suggesties voor verder onderzoek?

Antwoorden

1 *Structuur:*
Het artikel wordt voorafgegaan door een duidelijke titel (zie voor exploratief onderzoek de verklarende woordenlijst) gevolgd door een Samenvatting. De Inleiding, waarvan het kopje frequent wordt weggelaten, start bij 'De opnameduur van patiënten ....' Hierna worden Materiaal en methode beschreven. Met behulp van subkopjes is hierin een heldere structuur aan-

gebracht: de onderzochte doelgroep, de wijze waarop gegevens verzameld wordt en de procedure voor het verwerken van
de gegevens. Resultaten van het onderzoek worden wederom
in subkopjes beschreven. Dit komt de structuur in het artikel
ten goede. Ten slotte eindigt dit artikel met een Discussie.
In het algemeen kan men stellen dat de structuur van een wetenschappelijke publicatie duidelijk herkenbaar is, waardoor
het artikel zeer overzichtelijk overkomt.

2 Inleiding:
De vraagstelling luidt: 'Welke fysiotherapeutische behandelmethoden worden er in de eerste lijn in Nederland toegepast
na een lumbale discectomie, welke invulling wordt daaraan
gegeven en welke theoretische concepten liggen hieraan ten
grondslag?' Deze vraagstelling leidt tot een beschrijvend onderzoek.

Er wordt genoeg informatie gegeven om de aanleiding, context en belang van het onderzoek te begrijpen. Hierbij wordt
gebruik gemaakt van reeds beschikbare literatuur betreffende
dit onderwerp.

Ja. In de inleiding wordt verwezen naar relevante en actuele
Nederlandstalige (# 1-4) en internationale literatuur op dit
terrein (# 5-10).

3 Materiaal en methode:
In dit onderzoek wordt beschreven hoe een groep fysiotherapeuten in de eerste lijn patiënten behandelen na een discectomie. In feite is dit de onderzoeksgroep. Het zou duidelijker
zijn wanneer de omschrijving van de verwezen patiënten niet
onder het kopje Onderzoeksgroep zou staan. Bovendien zou
het duidelijker zijn wanneer de informatie over de fysiotherapeuten bij Onderzoeksgroep onder het kopje Resultaten ver-
plaatst zou worden naar Materiaal en methode (onder het
kopje Onderzoeksgroep).

De steekproef in dit onderzoek zijn 25 fysiotherapeuten werkzaam in eerstelijnspraktijken in de regio Noord-Nederland. Aanvankelijk werden 27 fysiotherapeuten uitgenodigd (uitgenodigde steekproef) waarvan er 25 meededen aan het onderzoek (gegevensproducerende steekproef). De kritische lezer dient zich af te vragen of de non-respons van invloed is op een 'vertekening' van de verkregen gegevens. Een steekproef van 25 is aan de lage kant om conclusies te trekken die gelden voor geheel Noord-Nederland. Later in de Discussie generaliseren de auteurs de conclusies níet naar alle eerstelijnspraktijken in Nederland. Het aantal respondenten is hoog (93%). Ook hier komen de auteurs later op terug in de Discussie.

Het meetinstrument is een voor dit onderzoek ontwikkeld semigestructureerd interview. Er zijn geen gegevens bekend over de kwaliteit van het gehanteerde meetinstrument.

Het ontbreken van kwantitatieve gegevens over het gehanteerde meetinstrument behoort te worden besproken in de Discussie. Dat doen de auteurs.

De volgende variabelen worden in dit artikel beschreven:
1 duur behandeling, 2 behandelfrequentie, 3 behandelindicaties, 4 theoretische concepten, 5 restricties, 6 einddoel, 7 interpretatie pijn, 8 bekend met KNGF-richtlijn.

Dat zijn respectievelijk:
1 ratio, 2 ratio, 3 nominaal, 4 nominaal, 5 nominaal, 6 nominaal, 7 nominaal, 8 nominaal (dichotoom).

4 *Resultaten:*
Dat betekent dat als de gegevens van het aantal jaren werk ongeveer normaal verdeeld zijn, circa 68% van de fysiotherapeuten tussen 11 en 29 jaar werkervaring heeft en ongeveer 95% tussen 2 en 38 jaar als fysiotherapeut werkzaam is.

Tabellen en figuur zijn duidelijk en begrijpelijk. Ze hebben een echte meerwaarde ten opzichte van de tekst. In de tekst over

KNGF-richtlijnen zit een kleine maar gelukkig geen grote fout: tabel 4 beschrijft 35% geen gebruik van richtlijn en in de tekst 36%.

5 Discussie:

De auteurs bespreken de verschillende behandelmethoden (groep 1-4) en de daarbij horende onderliggende visie. Achtereenvolgens worden de opgelegde restricties, einddoel van de behandeling en het gebruik van de KNGF-richtlijnen besproken. Hierbij wordt de structuur gevolgd die is beschreven bij de resultaten. Jammer is dat de resultaten over de verklaringen van fysiotherapeuten voor rug- en uitstralende pijn (tabel 3) niet mee worden genomen in de discussie.

Het is bij een exploratief onderzoek gebruikelijk dat er niet veel literatuur is waarmee de gevonden resultaten vergeleken kunnen worden. Waar mogelijk wordt toch een vergelijking gemaakt, niet alleen naar de beschikbare literatuur maar ook naar de ervaringen van de auteurs met het beleid in het Universitair Medisch Centrum Groningen ten aanzien van het beleid omtrent restricties.

Een sterk punt is dat de auteurs in de Discussie terugkomen op de opzet van hun onderzoek. Voor- en nadelen van een semigestructureerd interview en de wijze van het afnemen hiervan worden besproken.

De auteurs geven een aantal adviezen voor de verwijzende instanties en de beroepsgroep fysiotherapie. Een gecontroleerd effectonderzoek (zie hoofdstuk 5 van dit boek) naar het effect van de verschillende behandelingen op de korte en langer termijn is wat zij voorstellen.

Samenvattend kan gesteld worden dat het een helder en gestructureerd opgezet artikel is.
Terecht wijzen de auteurs op de nadelen van het verzamelen van gegevens door middel van een semigestructureerd interview.

Een aantal interessante adviezen (voor verwijzers), constateringen (gebruik van de KNGF-richtlijnen) en een suggestie voor verder onderzoek (een gecontroleerd effectonderzoek) worden beschreven.

Cohortonderzoek

Doelstelling

Na bestudering van dit hoofdstuk kan de lezer:
- cohortonderzoek naar risicofactoren of prognostische factoren kritisch beoordelen;
- de waarde inschatten van de resultaten van cohortonderzoek voor de fysiotherapeutische praktijk.

Voorwaarden hiervoor zijn dat de lezer:
- het doel van een cohortonderzoek kan herkennen (verklaren of voorspellen, etiologie of prognose);
- kennis heeft van de volgende begrippen: inceptiecohort, selectiebias, informatiebias, confounding en uitval.

Inleiding

Dit hoofdstuk gaat over cohortonderzoek . Een cohort is een groep mensen (populatie) waarvan het lidmaatschap wordt bepaald door een bepaalde gebeurtenis in de tijd (Bouter et al., 2005). Voorbeelden van een cohort zijn: alle kinderen geboren in Amsterdam in de periode 1940-1945, of: volwassenen met lagerugpijn die in 2005 zijn gaan deelnemen aan een onderzoek naar de effectiviteit van oefentherapie, of: alle mensen die in januari 2006 in Nederland een fysiotherapeut bezochten met een knieblessure. In een cohortonderzoek worden de leden van een cohort in de tijd gevolgd.

Cohortonderzoek wordt meestal gebruikt voor etiologische of prognostische onderzoeksvragen. Etiologisch onderzoek betreft onder-

zoek naar risicofactoren voor het ontstaan van een ziekte of aandoening. Er wordt een cohort samengesteld uit gezonde mensen, die de
ziekte (nog) niet onder de leden hebben. De risicofactor waarin de
onderzoekers geïnteresseerd zijn wordt bij alle deelnemers gemeten
(tabel 4-1). Vervolgens worden de deelnemers gevolgd in de tijd om
te zien of de ziekte of aandoening vaker voorkomt bij mensen mét de
risicofactor dan bij mensen zónder de risicofactor. Een heel bekend
cohortonderzoek is de Framingham Heart Study. In het dorpje Framingham in de Verenigde Staten wordt sinds 1948 een groep van
ruim 5000 volwassenen gevolgd, met name om risicofactoren voor
hart- en vaatziekten te onderzoeken (o.m. Dwaber et al., 1959; Fox et
al., 2006). Een groot aantal mogelijke risicofactoren (bloeddruk,
rookgedrag, lipide- en bloedsuikergehalte, 'body mass index', licha-
melijke activiteit, enz.) is herhaaldelijk gemeten. Elke twee jaar worden alle deelnemers aan het cohortonderzoek uitgebreid onderzocht
(anamnese, lichamelijk onderzoek en laboratoriumonderzoek) om
de incidentie van hart- en vaatziekten vast te stellen. Inmiddels worden ook de kinderen en de kleinkinderen in het cohort ingesloten.
In dit hoofdstuk besteden we vooral aandacht aan prognostisch onderzoek, dat wil zeggen: onderzoek naar het beloop van een klacht of
ziekte en de factoren die dit beloop kunnen beïnvloeden (prognostische factoren). Hoewel er steeds meer aandacht komt voor preven-
tief handelen, hebben fysiotherapeuten vooral te maken met mensen
die al getroffen zijn door een klacht of ziekte. In tegenstelling tot
etiologisch onderzoek wordt voor prognostisch onderzoek daarom
een cohort samengesteld van mensen die de klacht of ziekte al hebben. Bij aanvang van de gegevensverzameling worden alle mogelijke
factoren gemeten die het beloop van de ziekte kunnen beïnvloeden.
Vervolgens worden de deelnemers gevolgd in de tijd en wordt met
enige regelmaat de ernst van de klacht of ziekte vastgesteld (zie tabel
4-1).
In dit hoofdstuk worden twee cohortonderzoeken als voorbeeld gebruikt. In één onderzoek is bekeken of copingstrategieën van invloed
zijn op het beloop van een whiplashtrauma (Kivioja et al., 2005). In
het andere onderzoek werd onderzocht welke factoren een gunstig
beloop van klachten na manuele therapie kunnen voorspellen (prognostische vraag) (Flynn et al., 2002).

Tabel 4-1   Cohortonderzoek naar prognostische of etiologische vragen.

onderzoeksvraag	bronpopulatie	determinant/voorspeller	uitkomst na follow-up
etiologie			
Wat zijn risicofactoren voor het ontstaan van hart- en vaatziekten?	mensen zonder de klacht of ziekte	risicofactor	ontstaan van de ziekte
	gezonde, volwassen inwoners uit Framingham in 1948	bloeddruk, rookgedrag, cholesterol, bloedsuiker, body mass index, enz.	incidentie van hart- en vaatziekten (levenslange follow-up)
prognose			
Wat is de invloed van copingstrategieën op het beloop van klachten na een whiplashtrauma?	patiënten met de klacht of ziekte	prognostische factor	beloop van de ziekte
	patiënten die binnen een week na een ongeval met whiplashtrauma de spoedeisende hulp van een Fins ziekenhuis bezoeken	copingstrategieën	aanhoudende nekklachten, 12 maanden na het ongeval

Prognose

Een van de eerste vragen van een patiënt nadat een diagnose is gesteld, luidt: 'Hoelang duurt het voordat mijn klachten over zijn?' of 'Wanneer kan ik weer aan het werk?' Het inschatten van de prognose is dan ook een belangrijk element van de fysiotherapeutische behandeling. De patiënt heeft prognostische informatie nodig om zich aan de nieuwe situatie aan te passen en plannen te maken (Offringa et al., 2005; Sackett et al., 1991). Prognostische informatie is tevens belangrijk om beslissingen te nemen over de behandeling. Als de prognose gunstig is, kan vaak worden volstaan met een afwachtend beleid en kan de behandeling worden beperkt tot informatie en advies over de klacht. Als de prognose minder gunstig is moet wellicht gekozen worden voor een intensievere therapie. Prognostische informatie kan soms ook handvatten geven voor de inhoud van de behandeling. Wanneer er sprake is van een complex probleem, waarbij niet alleen fysieke beperkingen, maar ook psychologische of sociale factoren een rol spelen zal de prognose minder gunstig zijn. In dit geval is een multifactoriële aanpak, met tevens aandacht voor de psychosociale aspecten van het probleem, mogelijk effectiever.

Voorspellen of verklaren

VOORSPELLEN

Meestal is het doel van prognostisch onderzoek de uitkomst van een ziekte of klacht te voorspellen. De uitkomst kan genezing zijn, maar ook het optreden van een recidief, ziekenhuisopname of werkverzuim. Men is op zoek naar de (kleinste) combinatie van factoren die de kans op de uitkomst kan voorspellen (Moons, 2006; Bouter et al., 2005). In het onderzoek van Flynn et al. (2002) werden alle patiënten met lagerugpijn behandeld met manuele therapie, gericht op het SI-gewricht. De onderzoekers gingen op zoek naar de combinatie van factoren (resultaten van anamnese en lichamelijk onderzoek vóór de behandeling) waarmee het beste onderscheid gemaakt kon worden tussen patiënten met een gunstig of ongunstig beloop van klachten. Deze informatie helpt voor het stellen van een nauwkeuriger indicatie voor manuele therapie; men zou deze behandeling in het vervolg alleen kunnen aanbieden aan patiënten met een goede kans op herstel na deze behandeling, en niet aan patiënten bij wie de therapie naar alle waarschijnlijkheid niet effectief is. Bij voorspellen is het niet van belang of er een causale (oorzaak-gevolg)relatie is tussen de prognostische factor en de uitkomst: als de kleur van de ogen voorspelt of iemand goed reageert op manuele therapie is dat handig, zelfs al kan voor deze samenhang geen verklaring bedacht worden (Moons, 2006).

VERKLAREN

Soms zijn onderzoekers geïnteresseerd in de prognostische waarde van een specifieke factor. In het onderzoek van Kivioja et al. (2005) betrof het de invloed van copingstrategieën op het beloop van whiplashklachten. In dergelijk onderzoek is men vaak wel geïnteresseerd in een causaal verband. Indien een actievere wijze van omgaan met whiplashklachten gerelateerd is aan een grotere kans op herstel, biedt dit wellicht een ingang voor therapie. In toekomstig experimenteel onderzoek zou vervolgens bestudeerd kunnen worden of een interventie gericht op de prognostische factor ook daadwerkelijk de kans op herstel vergroot.

Opzet van een cohortonderzoek

In deze paragraaf worden de verschillende aspecten van een cohortonderzoek beschreven. Er wordt aandacht besteed aan het design van een cohortonderzoek (prospectief of retrospectief), de wijze waarop een onderzoekspopulatie is samengesteld, de gegevensverzameling en de analyse. Er wordt beschreven wat er mis kan gaan bij de opzet van cohortonderzoek en hoe het risico van verschillende vormen van bias (selectiebias, informatiebias en 'confounding') bij het lezen van een onderzoeksverslag kan worden ingeschat.

PROSPECTIEF OF RETROSPECTIEF

In figuur 4-1 wordt het algemene design van een cohortonderzoek weergegeven. In cohortonderzoek worden de deelnemers in de tijd gevolgd, waarbij het onderzoek prospectief of retrospectief kan worden uitgevoerd. Bij prospectief onderzoek wordt een nieuw cohort samengesteld en wordt de gegevensverzameling prospectief (voorwaarts in de tijd) opgezet. Zowel het onderzoek van Flynn et al. (2002) als van Kivioja et al. (2005) is prospectief cohortonderzoek. Patiënten werden gedurende een bepaalde periode geselecteerd in enkele medische centra indien ze waren verwezen voor fysiotherapie vanwege lagerugpijn (Flynn et al., 2002) of indien ze de spoedeisende hulp hadden bezocht na een whiplashtrauma (Kivioja et al., 2005). De deelnemers werden vervolgens enige tijd gevolgd.

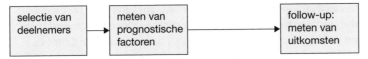

Figuur 4-1 *Algemene opzet van een cohortonderzoek.*

Bij retrospectief onderzoek wordt gebruik gemaakt van bestaande gegevens. Op basis van de gegevens uit medische dossiers of een ander registratiesysteem is het soms mogelijk een cohort samen te stellen op basis van een gebeurtenis in het verleden. Het cohort wordt in de tijd gevolgd, waarbij ook de uitkomsten op basis van bestaande gegevens worden vastgesteld. Morrison et al. (1997) selecteerden 667 patiënten met een subacromiaal impingementsyndroom in een centrum voor sportgeneeskunde. Bij alle schouderpatiënten werd in dit centrum al enige tijd het Shoulder Rating System van de Universiteit van California Los Angeles (UCLA) gebruikt om de ernst van de klachten te inventariseren. De samenhang tussen mogelijk prognostische factoren vastgelegd bij het eerste consult (onder meer leeftijd, geslacht, duur van klachten en fysieke beperkingen) en de score op de UCLA bij het laatste consult, werd bepaald op basis van gegevens uit de medische dossiers. Retrospectief cohortonderzoek heeft als voordeel dat het goedkoop is en weinig tijd kost; alle gegevens zijn tenslotte al verzameld. Een belangrijk nadeel is natuurlijk dat de onderzoeker afhankelijk is van de aanwezigheid en de kwaliteit van de bestaande gegevens. Zoals we later zullen zien kan er bij retrospectief onderzoek eerder sprake zijn van selectiebias, informatiebias en confounding.

ONDERZOEKSPOPULATIE

Wanneer het beloop van een klacht of ziekte wordt onderzocht, is het van belang dat alle deelnemers in min of meer dezelfde fase van de ziekte verkeren, en het liefst zo vroeg mogelijk in het beloop van de ziekte worden geselecteerd voor deelname. Dit wordt een inceptiecohort genoemd (Offringa et al., 2003; Sackett et al., 1991). In een populatie waarin veel patiënten gedurende langere tijd last van de klacht hebben, is het mogelijk dat mensen met een gunstige prognose zijn gemist, omdat deze reeds hersteld waren voordat ze tot het cohort konden worden toegelaten. Het samenstellen van een inceptiecohort is meestal niet eenvoudig, want hoe identificeer je mensen vlak na het ontstaan van een klacht of ziekte? Vaak worden patiënten geselecteerd op het moment dat ze hulp zoeken voor het gezondheidsprobleem en dat varieert sterk tussen mensen. Sommige mensen wachten lang, terwijl anderen snel hulp zoeken. De duur van klachten bij het eerste consult is vaak een belangrijke prognostische factor; een langere duur van klachten is gerelateerd aan een kleinere kans op een goede uitkomst. De duur van klachten dient dus altijd als potentieel prognostische factor te worden meegenomen. Zo geldt ook dat cohorten die zijn samengesteld in de tweedelijnsgezondheidszorg meestal een minder gunstige prognose hebben dan cohorten die in de eerstelijnsgezondheidszorg zijn geselecteerd. Het is voor de lezer belangrijk te beoordelen of het cohort in het onderzoek vergelijkbaar is met patiënten die men zelf in de praktijk ziet. Alleen in dat geval zullen de resultaten van het beschreven onderzoek te generaliseren zijn naar de eigen populatie.

Selectiebias
Er is sprake van selectiebias wanneer de gevonden relatie tussen de prognostische factor en de uitkomst in de onderzoekspopulatie afwijkt van de relatie in de (theoretische) bronpopulatie (Van Gijn & Algra, 1999). De bronpopulatie is de populatie waaruit de steekproef is getrokken of de onderzoeksdeelnemers zijn geselecteerd. Er kan sprake zijn van selectiebias wanneer het wel of niet deelnemen aan een cohort gerelateerd is aan de kans op de uitkomst.
Een voorbeeld: stel dat maar een deel van de mensen met een whiplashtrauma mee wil werken aan het onderzoek van Kivioja et al. (2005). Mensen die door ambulancepersoneel 'voor de zekerheid' naar de spoedeisende hulp zijn gebracht en misschien niet veel last van hun nek hebben, zullen wellicht minder geneigd zijn mee te werken aan een langdurig cohortonderzoek, terwijl mensen met flinke klachten misschien juist wel hun medewerking willen verlenen. Door deze selectieve respons zullen de resultaten van het onderzoek een vertekend beeld kunnen geven van het beloop van klachten na een whiplashtrauma. Het is eveneens denkbaar dat de invloed van copingstrategieën anders is bij patiënten met een ernstig trauma dan bij mensen met een licht trauma. In dat geval zal selectiebias ook van invloed zijn op de relatie tussen copingstrategieën en de kans op herstel van klachten.

Het risico van selectiebias is doorgaans groter bij retrospectief cohortonderzoek dan bij prospectief cohortonderzoek. Wanneer deelnemers op basis van bestaande gegevens worden geselecteerd is de
kans groter dat de selectie voor het cohort beïnvloed kan worden
door de uitkomst. In het onderzoek naar de prognose van het impingementsyndroom zou men zich bijvoorbeeld kunnen voorstellen dat
mensen die slechts één bezoek aan de afdeling hebben gebracht niet
worden geselecteerd; er is tenslotte geen uitkomstmeting. En wellicht zijn dit juist de patiënten met een gunstig beloop van klachten.

Wanneer bij het lezen van een artikel over een cohortonderzoek de
kans op selectiebias moet worden ingeschat kan op de volgende aspecten worden gelet:
– Zijn heldere selectiecriteria geformuleerd?
– Hoe zijn patiënten geselecteerd? Bij voorkeur is er sprake van een
  'random' steekproef of van een serie opeenvolgende ('consecutive') patiënten.
– Hoe hoog is de respons: hoeveel mensen kwamen in aanmerking
  voor deelname, hoeveel zijn uitgenodigd voor het onderzoek en
  hoeveel wilden meewerken?

Gegevensverzameling

METEN VAN PROGNOSTISCHE FACTOREN

Bij prognostisch onderzoek (en dat geldt ook voor etiologisch onderzoek) is het belangrijk alle mogelijke prognostische factoren (of risicofactoren) bij het begin van het onderzoek te meten. Voor het
maken van een voorspellend model, zoals het geval is in het onderzoek van Flynn et al. (2002) is men op zoek naar de combinatie van
factoren die zo goed mogelijk de kans op de uitkomst (in dit geval
een goed resultaat van manuele therapie) kan voorspellen. Het zou
natuurlijk vervelend zijn als een belangrijke voorspeller wordt gemist! Om ervoor te zorgen dat het te ontwikkelen model ook in de
praktijk toepasbaar is, moeten de factoren eenvoudig kunnen worden vastgesteld en aansluiten bij het gebruikelijke onderzoek door de
fysiotherapeut. Flynn et al. (2002) bepaalden bij een cohort van 75
patiënten met lagerugpijn een groot aantal potentieel prognostische
factoren, waaronder demografische variabelen (leeftijd, geslacht,
werkstatus), ernst van pijn (0-10-puntsschaal en pijndiagram), duur
van de klachten en voorgaande episoden van rugpijn, beperkingen

door lagerugpijn (Oswestry Disability Questionnaire, Fritz & Irrgang, 2001) en angstvermijdingsgedachten (Fear-Avoidance and Beliefs Questionnaire, Waddell et al., 1993). Tevens werd een uitgebreid lichamelijk onderzoek uitgevoerd, bestaande uit metingen van de beweeglijkheid van de lumbale wervelkolom, test van Lasègue en een scala van tests van het SI-gewricht (positie-, provocatie- en mobiliteitstests).

Wanneer het doel van het onderzoek is de invloed van een specifieke prognostische factor te verklaren, zal de gegevensverzameling er vaak iets anders uitzien. De betreffende factor dient in dit geval met de grootst mogelijke nauwkeurigheid te worden gemeten en het is niet voldoende om te volstaan met een test of eenvoudige vraag die in de dagelijkse praktijk wordt toegepast. Soms zullen ook herhaalde metingen van de prognostische factor of risicofactor worden uitgevoerd, wanneer deze in de tijd kan variëren. Wanneer een onderzoeker bijvoorbeeld is geïnteresseerd in de samenhang tussen fysieke werkbelasting en de kans op het ontstaan van knieartrose, zullen herhaalde metingen nodig zijn. Fysieke belasting kan tenslotte variëren in de tijd en zal deels afhankelijk zijn van de leeftijd en de belastbaarheid van de deelnemer, factoren die op hun beurt de kans op artrose kunnen beïnvloeden.

Kivoja et al. (2005) selecteerden 96 opeenvolgende patiënten die waren verwezen naar een afdeling spoedeisende hulp na een whiplashtrauma. Het betreft in dit geval een inceptiecohort; alle patiënten werden kort na het ongeval ingesloten. Copingstrategieën werden direct na selectie gemeten met behulp van de Coping Strategies Questionnaire (Rosenstiel & Keefe, 1983). De reproduceerbaarheid en validiteit van deze lijst is vastgesteld in verschillende groepen patiënten met aandoeningen van het bewegingsapparaat. Tevens werden andere mogelijke prognostische factoren vastgesteld, waaronder leeftijd, geslacht en de aanwezigheid van nekpijn voorafgaand aan het ongeval.

METEN VAN DE UITKOMST

Het meten van de uitkomst is natuurlijk net zo belangrijk als het meten van de prognostische factoren. Ook hier wordt bij voorkeur gebruik gemaakt van meetinstrumenten waarvan de reproduceerbaarheid en validiteit zijn aangetoond (zie hoofdstuk 2). Tevens is het van belang dat een uitkomst wordt gekozen die relevant is voor de patiënt (en behandelaar). Voor een patiënt met artrose zal de ernst van beperkingen in het dagelijks functioneren belangrijker zijn dan de gewrichtsschade zoals vastgesteld op een röntgenfoto. De timing voor het meten van de uitkomst is eveneens belangrijk. De duur van de follow-up moet voldoende zijn om de uitkomst te kunnen meten: als de duur tot herstel van een whiplashtrauma bij veel mensen enkele maanden in beslag neemt, heeft het weinig zin om de follow-up na zes weken te beëindigen. Verder wordt vaak goed nagedacht over de frequentie van de metingen. Wanneer een aandoening wisselend van beloop is en er sprake kan zijn van meerdere episoden gedurende de onderzoeksperiode (denk bijvoorbeeld aan migraine) dient herhaaldelijk te worden gemeten.

De deelnemers in het onderzoek naar whiplash werden gedurende twaalf maanden na het ongeval gevolgd. De behandeling werd niet geprotocolleerd, elke patiënt ontving een behandeling aangepast aan de aard en ernst van klachten. De uitkomst was de aanwezigheid van nekpijn, zoals gerapporteerd door de deelnemer. In het onderzoek van Flynn et al. (2002) ontvingen alle deelnemers dezelfde vorm van manuele therapie. De duur van follow-up in dit onderzoek was veel korter, namelijk vier tot acht dagen (twee of drie behandelsessies). Het doel van het onderzoek was immers gericht op het identificeren van patiënten die goed reageren op manuele therapie. Na elke behandeling vulden de deelnemers opnieuw de Oswestry Disability Questionnaire in. Succes werd gedefinieerd als een verbetering van minimaal 50% op deze vragenlijst. Wanneer na de derde sessie de verbetering van beperkingen nog steeds minder dan 50% was werd de uitkomst van de behandeling als 'niet succesvol' gescoord.

INFORMATIEBIAS
Wanneer metingen niet bij alle deelnemers op dezelfde wijze worden uitgevoerd, kan er sprake zijn van informatiebias. De kans op bias is vooral groot wanneer de wijze waarop de meting wordt uitgevoerd afhankelijk is van prognostische kenmerken. Wanneer de radiologen de aanwezigheid van gewrichtsschade op een röntgenfoto beoordelen, kan de beoordeling wellicht beïnvloed worden door kennis over de leeftijd en het gewicht van de patiënt of mate van fysieke belasting van het kniegewricht. De uitkomst in een cohortonderzoek wordt bij voorkeur vastgesteld aan de hand van objectieve criteria, en het liefst door een onafhankelijk beoordelaar, die blind is voor de scores op prognostische factoren. Dit is echter lang niet altijd mogelijk. Zowel bij het onderzoek van Flynn et al. (2002) als Kiviola et al. (2005) be-

trof de primaire uitkomstmaat de ernst van klachten of beperkingen, zoals gescoord door de patiënt. Het zou wellicht mogelijk zijn geweest een objectieve uitkomstmaat mee te nemen, gebaseerd op lichamelijk onderzoek door een geblindeerd fysiotherapeut, maar het is de vraag of dit de meest relevante uitkomst zou zijn geweest.

UITVAL

In vrijwel elk onderzoek is sprake van uitval: patiënten willen niet langer meewerken, verhuizen, worden ziek of komen te overlijden. Naarmate de duur van de follow-up toeneemt, zal de uitval groter zijn. Uitval is vervelend, omdat het de resultaten van het onderzoek kan beïnvloeden, vooral wanneer de redenen voor uitval gerelateerd zijn aan de uitkomst. Wellicht vallen vooral mensen uit bij wie de klachten zijn hersteld en die niet langer gemotiveerd zijn om mee te werken. Het is ook denkbaar dat juist mensen met een ernstiger vorm van een ziekte niet langer mee willen werken, omdat het onderzoek een te grote belasting is. Vaak wordt uitval groter dan 20% als te hoog beschouwd; de uitval zou de resultaten van het onderzoek dan te veel kunnen beïnvloeden. Belangrijker is het inschatten of de uitval selectief is, dat wil zeggen of de kenmerken van patiënten die uitvallen uit het onderzoek afwijken van patiënten die in het onderzoek blijven. In dat geval kan men ervan uitgaan dat de kans op de uitkomst anders is bij de uitvallers en uitval de resultaten kan beïnvloeden.

In het onderzoek naar lagerugpijn bleef de uitval beperkt tot vier patiënten (5%). Twee patiënten vielen uit vanwege werk- of persoonlijke omstandigheden. Eén patiënt had veel last van een maag-darmprobleem en een laatste deelnemer kwam niet opdagen voor de laatste behandelafspraak. De uitval is laag en de redenen voor uitval lijken niet gerelateerd aan de ernst van de rugklacht of het beloop van klachten na manuele therapie. Ook in het onderzoek naar de prognose van whiplash bleef de uitval beperkt tot 5%. Een flink deel van de deelnemers (ruim 20%) wilde na een jaar niet meer naar het ziekenhuis komen voor een lichamelijk onderzoek, maar kon wel telefonisch worden geïnterviewd. Al deze deelnemers waren inmiddels klachtenvrij. De telefonische interviews waren dan ook belangrijk: hierdoor werd uitval van een selectieve groep deelnemers voorkomen.

Bij het lezen van een artikel over cohortonderzoek kan de kans op informatiebias worden ingeschat door te letten op de volgende aspecten:
- Zijn prognostische factoren en de uitkomsten bij alle deelnemers op dezelfde, gestandaardiseerde wijze gemeten?
- Zijn reproduceerbare en valide meetinstrumenten gebruikt voor het meten van de uitkomst?
- Is er sprake van een objectieve, geblindeerde meting van de uitkomst?
- Is de uitval beperkt gebleven (minder dan 20%) en is er geen sprake van selectieve uitval?

Analyse en presentatie

VOORSPELLEN

Het doel van het onderzoek van Flynn et al. (2002) was om een eenvoudig instrument (model) te ontwikkelen, waarmee de kans op een succesvol resultaat van manuele therapie bij patiënten met lagerugpijn zou kunnen worden voorspeld. De exacte methode die toegepast wordt om een groot aantal prognostische factoren tot een beperkte set terug te brengen valt buiten het bestek van dit boek, maar meestal worden de volgende stappen in de analyse gezet. Eerst wordt gekeken naar de relatie tussen elke prognostische factor en de uitkomst afzonderlijk. De factoren die samenhangen met de uitkomst gaan mee naar de volgende fase van de analyse. In deze fase worden alle resterende prognostische factoren tegelijk aan de uitkomst gerelateerd. Vervolgens wordt telkens één factor uit het model verwijderd die het minste bijdraagt aan de voorspellende waarde van het model. De onderzoeker stopt hiermee wanneer het weglaten van een factor leidt tot een sterke afname in de voorspellende waarde. Het prognostische model van Flynn et al. (2002) bestond uiteindelijk uit vijf factoren: korte duur van klachten, beperking van endorotatie van de heup, hypomobiliteit van de lumbale wervelkolom, angstvermijdingsgedachten (lage FABQ-score) en geen uitstraling van pijn voorbij de knie.
Er zijn verschillende manieren om een prognostisch model te presenteren, die niet altijd even inzichtelijk zijn voor de lezer. In de laatste jaren worden ingewikkelde prognostische modellen steeds vaker in de vorm van een predictieregel gepresenteerd. Met behulp van een predictieregel kan voor elke patiënt de kans op de uitkomst worden

berekend. Een heel bekende predictieregel is de Apgarscore, al in 1953 ontwikkeld door Virginia Apgar (1953). De Apgarscore bestaat uit vijf factoren (zoals kleur en hartfrequentie) die gezamenlijk de kans op vroege sterfte bij een pasgeborene voorspellen. De vijf factoren krijgen elk een score van 0, 1 of 2 punten. Hoe hoger de score, hoe gunstiger de prognose van de baby. Flynn et al. (2002) ontwikkelden eveneens een predictieregel op basis van hun prognostisch model. De predictieregel wordt gepresenteerd in tabel 4-2. Elk van de vijf factoren weegt even zwaar. De kans op succes van manuele therapie neemt toe naarmate het aantal positief gescoorde factoren toeneemt. De kans op succes in de hele groep was 45%. Bij een patiënt met een score van minimaal 4 neemt deze kans toe tot 95%. Bij een patiënt bij wie twee prognostische factoren aanwezig zijn, neemt de kans op succes slechts toe tot 49%. De regel kan gebruikt worden om de selectie van patiënten voor manuele therapie te verbeteren en manuele therapie efficiënter toe te passen.

Tabel 4-2 Predictieregel voor het schatten van de kans op succesvolle behandeling met manuele therapie (mobilisatie SI-gewricht) bij patiënten met lagerugpijn (naar Flynn et al., 2002).		
prognostische factoren	**aantal factoren aanwezig***	**kans op herstel na therapie**
duur van klachten < 16 dagen	1	46%
endorotatie minimaal 1 heup > 35 °	2	49%
hypomobiliteit lumbale wervelkolom ('spring testing')	3	68%
score FABQ** (subschaal werk) > 19	4	95%
geen klachten distaal van de knie	5	> 99%

* ongeacht welke factor

** FABQ: Fear Avoidance and Beliefs Questionnaire (Waddell et al., 1993)

VERKLAREN

Wanneer een onderzoek gericht is op het bestuderen van de prognostische waarde van een enkele factor wordt de analyse op een iets andere wijze uitgevoerd. De betreffende factor, in het geval van het onderzoek naar copingstrategieën na een whiplash, wordt gerelateerd aan de uitkomst (kans op nekklachten na twaalf maanden). Deze analyse geeft de ongecorrigeerde relatie weer tussen de prognostische factor en de uitkomst. Allerlei andere factoren kunnen echter van invloed zijn op deze relatie en wellicht een deel van de samenhang verklaren. Deze factoren worden 'confounders' genoemd. De onderzoeker zal daarom in tweede instantie de relatie corrigeren voor de invloed van deze potentiële confounders. In het whiplashonderzoek werden de volgende potentiële confounders meegenomen: leeftijd, geslacht, opleiding, medische voorgeschiedenis (waaronder pijnklachten voorafgaand aan het ongeval) en de aard van het ongeval.

CONFOUNDING

Er is sprake van confounding wanneer de gecorrigeerde schatting afwijkt van de óngecorrigeerde relatie tussen de prognostische factor en de uitkomst. In dat geval is er sprake van andere factoren (confounders) die van invloed zijn op het beloop van de klachten en die tevens op een of andere manier samenhangen met de prognostische factor waarin de onderzoeker geïnteresseerd is. In het onderzoek van Kiviola et al. (2005) was de prognose van whiplashklachten minder gunstig bij patiënten met een hoge score op enkele copingstrategieën, waaronder het zoeken van afleiding en catastroferende gedachten. De prognose was ook minder gunstig bij vrouwen en het waren vooral vrouwen die hoog scoorden op de copingstrategieën. Het geslacht van de deelnemer bleek de relatie tussen coping en persisterende nekklachten deels te verklaren; geslacht bleek een confounder te zijn. Na correctie voor confounding bleek de samenhang tussen copingstrategieën en persisterende whiplashklachten zwak en niet statistisch significant.

In het onderzoek van Flynn et al. (2002) werd niet gerept over confounders. In voorspellend onderzoek spelen confounders namelijk geen rol. De onderzoeker is tenslotte op zoek naar de combinatie van factoren die het beste de uitkomst voorspelt waarbij alle mogelijke prognostische factoren in de analyse worden meegenomen.

Bij het beoordelen van de kans op confounding kan de lezer letten op het volgende:
- Zijn potentiële confounders gemeten?
- Is in de analyse rekening gehouden met confounding?

OMVANG VAN DE ONDERZOEKSPOPULATIE

Het is bij cohortonderzoek niet onbelangrijk om te kijken naar de omvang van de onderzoekspopulatie. Men kan zich voorstellen dat de schatting van de prognose nauwkeuriger wordt naarmate meer patiënten aan een onderzoek meewerken. Vooral wanneer een groot aantal factoren wordt meegenomen in een prognostisch model is het van belang dat het cohort van voldoende omvang is. Hiervoor wordt vaak de volgende vuistregel gebruikt: voor elke voorspeller in het model dienen de gegevens van minimaal 10 patiënten beschikbaar te zijn. De predictieregel van Flynn et al. (2002) bestaat uit 5 factoren. In de analyse werden de gegevens van 71 patiënten meegenomen, wat voldoende lijkt te zijn.

De aspecten waarop gelet kan worden bij het lezen van een cohortonderzoek zijn samengevat in de checklist in tabel 4-3 (Hayden et al., 2006; Mallen et al., 2006; Van der Windt et al., 2000). In figuur 4-2 wordt nogmaals het design van een cohortonderzoek weergegeven, waarbij nu tevens is aangeduid op welke momenten aan welke vormen van bias moet worden gedacht.

Tabel 4-3 Checklist voor het beoordelen van een cohortonderzoek (Hayden et al., 2006; Mallen et al., 2006; Van der Windt et al., 2000).

item

selectiebias

– Zijn heldere selectiecriteria geformuleerd?

– Is er sprake van een 'random' steekproef of van een serie opeenvolgende patiënten?

– Is de respons voldoende hoog?

informatiebias

– Zijn prognostische factoren en uitkomsten bij alle deelnemers op dezelfde wijze gemeten?

– Zijn reproduceerbare en valide meetinstrumenten gebruikt voor het meten van de uitkomst?

– Is er sprake van een objectieve, geblindeerde meting van de uitkomst?

follow-up en uitval

– Is de duur van follow-up voldoende?

– Is uitval beperkt (< 20%)? Is er geen sprake van selectieve uitval?

confounding

– Zijn potentiële confounders gemeten?

– Is in de analyse rekening gehouden met confounding?

omvang van de onderzoekspopulatie

– Is de onderzoekspopulatie van voldoende omvang?

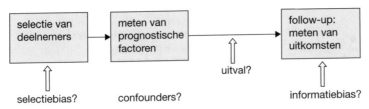

Figuur 4-2 Algemene vormen van cohortonderzoek, inclusief vormen van bias.

Externe validiteit (generaliseerbaarheid)

Zoals bij elk onderzoek dient bij cohortonderzoek niet alleen aandacht te worden besteed aan de interne validiteit (kwaliteit), maar ook aan de externe validiteit, ofwel de generaliseerbaarheid van de resultaten. Prognostische modellen en predictieregels presteren doorgaans veel minder goed in een ander cohort dan in het cohort waarin het model is samengesteld (derivatiecohort) (Visser, 2001; Justice et al., 1999). Voordat een predictieregel in de praktijk kan worden toegepast, zal de regel moeten worden getest in andere populaties en bij voorkeur ook in de klinische praktijk.

De predictieregel van Flynn et al. (2002) werd na ontwikkeling opnieuw getest in een interventieonderzoek. In dit onderzoek werden 131 mensen met lagerugpijn op basis van toeval (gerandomiseerd, zie hoofdstuk 5) toegewezen aan manuele therapie of oefentherapie. Een onderzoeksassistent die niet op de hoogte was van de toegewezen behandeling scoorde voor elke patiënt de vijf factoren van de predictieregel. Patiënten werden geclassificeerd als positief op de regel wanneer minimaal 4 van de 5 factoren positief werden gescoord. De onderzoekers verwachtten de beste uitkomsten voor patiënten die positief op de predictieregel scoorden én manuele therapie hadden ontvangen. Minder goede resultaten werden verwacht voor mensen die positief op de regel scoorden, maar waren toegewezen aan oefentherapie. Van patiënten die negatief scoorden op de predictieregel werden eveneens minder goede uitkomsten verwacht, ongeacht de ontvangen behandeling. In figuur 4-3 worden de resultaten voor deze vier groepen weergegeven. De hypothesen van de onderzoekers werden bevestigd: manuele therapie was effectiever dan oefentherapie, maar vooral bij patiënten die positief hadden gescoord op de predictieregel. In deze groep was de kans op een gunstige uitkomst (halve-

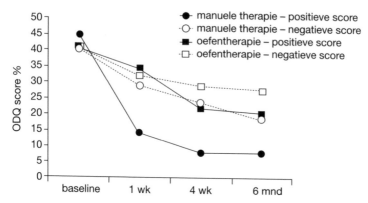

Figuur 4-3 Resultaten van manuele therapie (functionele beperkingen, Oswestry Disability Questionnaire) voor patiënten die wel of niet positief scoren op de predictieregel. De resultaten worden apart weergegeven voor patiënten behandeld met manuele therapie of oefentherapie. (Naar Childs et al., 2004.)

ring van score op de Oswestry Disability Questionnaire na 1 week) 92%.

Toepasbaarheid

Prognostische modellen en predictieregels kunnen een hulpmiddel zijn bij het geven van informatie over de prognose van een klacht of ziekte en bij het nemen van beslissingen ten aanzien van de intensiteit of inhoud van de behandeling. Het onderzoek waarop de predictieregel is gebaseerd dient van goede kwaliteit te zijn (zie de items in tabel 4-3). Het is bovendien belangrijk dat de predictieregel ook goede resultaten heeft wanneer de regel in een andere populatie wordt toegepast (generaliseerbaarheid). Dit betekent dat de predictieregel goed onderscheid kan maken tussen patiënten met een gunstig beloop van de ziekte of klacht en patiënten met een ongunstig beloop.

Voordat een predictieregel kan worden toegepast in de fysiotherapeutische zorg zal aan enkele andere voorwaarden moeten worden voldaan. Een predictieregel moet eenvoudig uitvoerbaar zijn, niet te veel tijd kosten, aansluiten bij de vaardigheden van de fysiotherapeut en niet te belastend zijn voor de patiënt. Het succes van de Apgar-score is wellicht vooral te danken aan de eenvoud van deze predictieregel. De prognostische factoren die deel uitmaken van het model zullen dan ook bij voorkeur bestaan uit eenvoudige tests en korte vragen in plaats van complex lichamelijk onderzoek en lange vragenlijsten. Het vereenvoudigen van een predictieregel kan echter afbreuk doen aan de voorspellende waarde van het model, waardoor een lastig dilemma ontstaat. De toename van het gebruik van computers voor het registreren van patiëntgegevens en andere toepassingen zullen de bruikbaarheid van predictieregels in de toekomst wellicht vergroten.

De waarde van predictieregels voor de fysiotherapeutische praktijk moet nog worden aangetoond. Hiervoor is een antwoord nodig op de volgende vragen: geeft een predictieregel aanvullende informatie ten opzichte van de klinische expertise en ervaring van de fysiotherapeut? Heeft toepassing van een predictieregel invloed op beslissingen ten aanzien van het te voeren beleid? En leidt gebruik van een predictieregel tot betere uitkomsten voor de patiënt? (Reilly & Evans, 2006.)

Literatuur

Apgar V. A proposal for a new method of evaluation of the newborn child. Curr Res Anesth Analg 1953;32:260-267.

Bouter LM, Dongen MCJM van, Zielhuis GA. Epidemiologisch onderzoek: opzet en interpretatie. Houten: Bohn Stafleu van Loghum, 2005.

Childs JD, Fritz JM, Flynn TW, Irrgang JJ, Johnson KK, Majkovski MGR, Delitto A. A clinical prediction rule to identify patients with low back pain most likely to benefit from spinal manipulation: a validation study. Ann Int Med 2004;141:920-928.

Dwaber TR, Kannel WB, Revotskie N, Stokes J 3rd, Kagan A, Gordon T. Some factors associated with the development of coronary heart disease: six years' follow-up experience in the Framingham study. Am J Publ Health 1959;49:1349-1356.

Flynn T, Fritz J, Whitman J, Wainner R, Magel J, Rendeiro D, Butler B, Garber M, Allison S. A Clinical prediction rule for classifying patients with low back pain who demonstrate short-term improvement with spinal manipulation. Spine 2002;27:2835-2843.

Fox CS, Pencina MJ, Meigs JB, Vasan RS, Levitzky YS, D'Agostino RB Sr. Trends in the incidence of type 2 diabetes mellitus from the 1970s to the 1990s: the Framingham Heart Study. Circulation 2006;113:2914-2918.

Fritz JM, Irrgang JJ. A comparison of a modified Oswestry Disability Questionnaire and the Quebec Back Pain Disability Scale. Phys Ther 2001;81:776-788.

Gijn J van, Algra A. Dwalingen in de methodologie XV. Rokende grootvaders en andere vertekeningen door selectie. Ned Tijdsch Geneeskd 1999;143;1515-1517.

Hayden JA, Coté P, Bombardier C. Evaluation of the Quality of Prognosis Studies in Systematic Reviews. Ann Intern Med 2006;144:427-437.

Justice AC, Kovinsky KE, Berlin JA. Assessing the generalisability of prognostic information. Ann Int Med 1999;130:515-524.

Kivioja J, Jensen I, Lindgren U. Early coping strategies do not influence the prognosis of whiplash injuries. Int J Care Injured 2005; 36: 935-940.

Kuijpers T, Van der Windt DAWM, Boeke AJP, Twisk JWR, Vergouwe Y, Bouter LM, Van der Heijden GJMG. Clinical prediction rules for the prognosis of shoulder pain in general practice. Pain 2006;120:276-285.

Mallen C, Peat G, Croft P. Quality assessment of observational studies is not commonplace in systematic reviews. J Clin Epidemiol 2006;59:765-769.

Moons KGM. Dichotomie in de epidemiologie (oratie UMC Utrecht). Utrecht, 2006.

Morrison DS, Frogameni AD, Woodworth P. Non-operative treatment of subacromial impingement syndrome. J Bone Joint Surg [Am] 1997;79:732-737.

Offringa M, Assendelft WJJ, Scholten RJPM. Inleiding in Evidence Based Medicine. Houten: Bohn Stafleu van Loghum, 2003.

Reilly BM, Evans AT. Translating clinical research into practice: Impact of using prediction rules to make decisions. Ann Intern Med 2006;144:201-209.

Rosenstiel AK, Keefe FJ. The use of coping strategies in chronic low back pain patients: relationship to patient characteristics and current adjustment. Pain 1983;17:33-44.

Sackett DL, Haynes RB, Tugwell P, Guyatt GH. Clinical Epidemiology: a basic science for clinical medicine. Philadelphia: Lippincott Williams & Wilkins; 1991.

Visser M, Dwalingen in de methodologie XXXIV. Predictiemodellen stellen vaak teleur. Ned Tijdschr Geneeskd 2001; 145; 1109-1112.

Waddell G, Somerville D, Henderson I, Newton M, Main CJ. A fear-avoidance beliefs questionnaire (FABQ) and the role of fear-avoidance beliefs in chronic low back pain and disability. Pain 1993;52:157-168.

Windt DAWM van der, Zeegers MPA, Kemper HGC, Assendelft WJJ, Scholten RJPM. De praktijk van systematische reviews VII. Zoeken, selecteren en methodologische beoordeling van etiologisch onderzoek. Ned Tijdschr Geneeskd 2000;144:1210-1214.

Opdrachten

In een prospectief cohortonderzoek naar de prognose van schouderklachten werden ruim 500 mensen die de huisarts bezochten voor deze klacht ingesloten (Kuijpers et al., 2006). Kort na het bezoek aan de huisarts werd bij alle deelnemers een gestandaardiseerde anamnese en lichamelijk onderzoek uitgevoerd en vulden de deelnemers een uitgebreide vragenlijst in. De vragen betroffen onder meer: leeftijd, geslacht, werkstatus, duur en ernst van klachten, voorgeschiedenis van schouderpijn, belasting op het werk en psychosociale factoren (coping, bewegingsangst, vermijdingsgedrag, depressieve klachten, somatisatie, angst). Alle deelnemers ontvingen na 6, 12 en 26 weken een vragenlijst over het herstel van klachten, de ernst van pijn, beperkingen in activiteiten en werkverzuim. De onderzoekers waren op zoek naar de combinatie van factoren die het beste de kans op persisterende schouderpijn na zes weken zou kunnen verklaren.

1 Wat is het doel van dit onderzoek: verklaren of voorspellen?
2 Hieronder wordt een korte beschrijving gegeven van twee patiënten met schouderklachten. Hoe groot denkt u dat de kans op persisterende schouderklachten is bij deze twee patiënten?

Lisa (53 jaar, kinderverzorgster) heeft sinds vijf weken last van haar schouder. De klachten zijn acuut ontstaan nadat ze een weekend in haar tuin heeft gewerkt. Bij het lichamelijk onderzoek van de schouder en de nek vindt u flinke bewegingsbeperking in het glenohumerale gewricht en de cervicale wervelkolom. Lisa geeft bij het bewegingsonderzoek van de nek lich-

te pijn aan bij elke test. De pijn in haar schouder is niet meer
zo erg als bij het begin van de klachten, maar ze heeft nog
flink last. Ze wil graag terug naar haar werk, maar is bang dat
dat slecht voor haar schouder zal zijn. Ze houdt haar arm
tegen haar lichaam gefixeerd omdat ze denkt dat bewegen
meer schade zal aanrichten.

Karel (24 jaar, consultant) heeft sinds vier maanden last van
zijn schouder; zijn klachten zijn geleidelijk ontstaan, zonder
duidelijke oorzaak. Het is voor hem moeilijk om boven schou-
derhoogte te reiken. Hij heeft een interessante baan en wil erg
graag hogerop, maar ondervindt weinig steun van zijn leiding-
gevende. Karel is hierover erg gefrustreerd en gaat met veel
tegenzin naar zijn werk. Het lichamelijk onderzoek van de
schouder en de nek is pijnlijk. Hij maakt zich zorgen. Karel
heeft veel pijn in de schouder.

De onderzoekers ontwikkelden een predictieregel waarmee
voor individuele patiënten de kans op persisterende schouderpijn na zes weken kan worden geschat. In tabel 4-4 wordt deze
predictieregel in de vorm van een scorekaart weergegeven. De
regel bestaat uit zes factoren: duur van klachten, geleidelijk of
acuut ontstaan van klachten, aanwezigheid van psychische
klachten, frequent uitvoeren van herhaalde bewegingen op het
werk of thuis, intensiteit van schouderpijn (schaal van 0 tot en
met 10) en nekpijn bij onderzoek van de cervicale wervelkolom
(zes tests, elk met een score tussen 0 en 3).

Tabel 4-4	Predictieregel voor het schatten van de kans op persisterende schou- derklachten, 6 weken na het eerste bezoek aan de huisarts [naar Kuij- pers et al. 2006].				
				totale score	kans
Duur van klachten:					
< 6 weken	0	...		≤ 2	20 – 30%
6-12 weken	7	...		3 – 7	30 – 40%
> 3 maanden	11	...		8 – 11	40 – 50%
Klachten zijn geleidelijk ontstaan: (ja/nee)	7	...		12 – 16	50 – 60%

	totale score	kans
Psychische klachten (nerveus, gspannen, ja/nee)	10 ...	17 – 21 60 – 70%
Herhaalde bewegingen van handen of polsen (ja/nee)	8 ...	22 – 27 70 – 80%
Ernst van schouderpijn (0-100)	score ... +	28 – 36 80 – 90%
Nekpijn bij onderzoek cervicale wervelkolom (0-18)	score ...	≥ 37 90 – 100%
Totale score	...	

3 Gebruik nu de scorekaart om voor beide patiënten de kans op persisterende schouderklachten na zes weken te schatten. Komen de risico's overeen met uw eigen inschatting? Welke factoren blijken belangrijk bij het schatten van de prognose?

4 Hoe zou u de externe validiteit van deze predictieregel in uw eigen fysiotherapiepraktijk kunnen onderzoeken?

Antwoorden

1 Het gaat hier om voorspellen. De onderzoekers zijn niet geïnteresseerd in de invloed van een specifieke prognostische factor op het herstel van schouderklachten, maar willen weten met welke set van factoren het beste onderscheid gemaakt kan worden tussen patiënten die na zes weken nog klachten hebben en patiënten die snel herstellen.

2 U zult bij het schatten van de prognose bij beide patiënten gebruik maken van uw klinische ervaring en expertise op het gebied van schouderklachten. U zult wellicht de leeftijd en het geslacht van de patiënten meewegen, de duur en ernst van pijn, de resultaten van het lichamelijk onderzoek en wellicht ook psychosociale factoren, zoals de bewegingsangst van Lisa en de frustratie van Karel.

3 De papieren casus geeft misschien niet alle noodzakelijke gegevens, maar u kunt een goede schatting maken: de duur van klachten bij Lisa is minder dan 6 weken (0 punten), en de klachten zijn niet geleidelijk ontstaan (0 punten). Ze heeft

geen psychische klachten (o punten) en heeft geen baan of hobby waarin ze vaak herhaalde (repeterende) bewegingen moet uitvoeren (o punten). De ernst van pijn is flink (laten we zeggen dat ze nu 5 punten scoort op een schaal van o tot en met 10) en geeft lichte pijn aan bij het nekonderzoek (1 punt bij elke test: 6 punten). Haar totaalscore is 11 punten. De rechterkant van de scorekaart laat zien dat de kans op aanhoudende schouderpijn bij Lisa tussen de 40 en 50% ligt.

De duur van klachten bij Karel is meer dan 3 maanden (11 punten), en de klachten zijn geleidelijk ontstaan (7 punten). Hij heeft psychische klachten (10 punten), maar zal als manager waarschijnlijk niet zo vaak herhaalde (repeterende) bewegingen uitvoeren (o punten). De ernst van pijn is flink (bijv. 8 punten) en ook het nekonderzoek is pijnlijk (laten we zeggen 2 punten per test: circa 12 punten). Karels totaalscore is 48 punten. Zijn kans op persisterende klachten na 6 weken is erg hoog: 90-100%.

Uit de scorekaart blijkt dat sommige factoren zwaar tellen: met name de duur van klachten, de ernst van pijn (in de schouder of in de nek bij het bewegingsonderzoek) en de aanwezigheid van een psychisch probleem. In het onderzoek van Kuijpers et al. (2006) bleken meer specifieke psychosociale factoren (bijvoorbeeld somatisatie of bewegingsangst) echter geen invloed te hebben op het beloop van klachten.

4 Een predictieregel zal niet in elke populatie even goed helpen bij het voorspellen van de prognose. U zou deze predictieregel in uw praktijk kunnen toetsen door de scorekaart in te vullen bij elke patiënt die de praktijk bezoekt voor een nieuwe episode van schouderklachten. Vervolgens belt u elke patiënt na zes weken op om te vragen of de klachten (grotendeels) zijn hersteld, of dat er nog steeds sprake is van schouderklachten. U kunt daarna bepalen of de scorekaart bij patiënten die aangeven (vrijwel) volledig hersteld te zijn inderdaad een vrij laag risico aangaf. Bij patiënten die na zes weken aanhoudende klachten rapporteren zou de scorekaart een hoog risico moeten aangeven.

Effectonderzoek

Doelstelling

Na bestudering van dit hoofdstuk is de lezer in staat effectonderzoek te beoordelen en de relevante elementen ervan toe te passen in het beroepsmatig handelen.

Voorwaarden hiervoor zijn dat de lezer:
- de verschillende vormen van effectonderzoek kan onderscheiden;
- het belang van randomisatie inziet;
- inzicht heeft in het doel van systematische reviews en meta-analyses.

Inleiding

In 1997 verscheen een rapport van Van der Heijden et al. over de effectiviteit van ultrageluid bij aandoeningen van het bewegingsapparaat. Dit rapport werd geschreven in opdracht van de Commissie Ontwikkelingsgeneeskunde van de toenmalige Ziekenfondsraad (thans College voor zorgverzekeringen), mede naar aanleiding van een advies van de Ziekenfondsraad omtrent een kosteneffectiviteitsanalyse van bestaande verstrekkingen (1993). In dit laatste rapport staat een lijst met 126 geprioriteerde (para)medische verstrekkingen over de effectiviteit waarvan men twijfels heeft. Bovenaan op deze lijst staat ultrageluid voor aandoeningen van het bewegingsapparaat. Het is uiteraard van belang om te weten of (para)medische verrichtingen effect hebben op aandoeningen bij patiënten. De vraag is hoe men die effectiviteit kan vaststellen en het beantwoorden van deze vraag vormt de kern van dit hoofdstuk.

De vraag naar effectiviteit van (para)medische behandelingen is geen lokaal Nederlands initiatief; ook internationaal speelt deze vraag. Een veel gebruikt internationaal begrip in dit kader is 'evidence-based medicine' (Sackett et al., 1998) of 'evidence-based practice'. Indien men het begrip betrekt op de fysiotherapie kan men spreken van 'evidence-based physiotherapy' (Van Dolder, 1999).

Sackett et al. (1998) stellen dat 'evidence-based medicine' een levenslang proces van leren is, waarin de zorg voor de patiënt het noodzakelijk maakt om klinisch relevante kennis over prognose, therapie en andere thema's in de gezondheidszorg te hebben. De auteurs stellen het volgende kader voor bij de onderbouwing van het handelen (zie ook Van Dolder, 1999):

– formuleer een te beantwoorden vraag;
– zoek de beste onderbouwing/informatie om de vraag te kunnen beantwoorden;
– bekijk de gevonden onderbouwing/informatie op geldigheid;
– pas het resultaat toe in de praktijk;
– evalueer het effect.

Het zoeken van de beste onderbouwing c.q. informatie is al in hoofdstuk 1 ter sprake geweest; in dit hoofdstuk gaat het voornamelijk om het bestuderen van de onderbouwing c.q. informatie en om het evalueren van het effect. Nu is een eventueel effect, bijvoorbeeld afname van de ervaren pijn, niet altijd het gevolg van de gegeven therapie. Er is theoretisch gezien een aantal alternatieve verklaringen voor het feit dat klachten van patiënten verbeteren.

Alternatieve verklaringen

Ten eerste kan men te maken hebben met zogeheten patiënteigenschappen. Dit zijn factoren die betrekking hebben op de onderzochte patiënten zelf. Een voorbeeld hiervan is spontaan herstel: het gaat de patiënt beter doordat hij net uit een dal komt. Wanneer dit samenvalt met een behandeling kan ten onrechte worden gedacht dat de verbetering door de behandeling komt. Een ander voorbeeld is het nawerken van een eerdere behandeling ('carry over'). Een andere behandeling, die voorafging aan de te beoordelen behandeling, heeft nog invloed; of liever: invloed van een vorige behandeling kan niet worden uitgesloten.

Ten tweede kunnen verstorende variabelen ('confounders') een rol spelen. Dit betreft specifieke gebeurtenissen tussen de eerste en de laatste, hopelijk reproduceerbare en valide meting, patiëntkenmerken, comorbiditeit, enzovoort. Hiervan zijn nogal wat voorbeelden te geven, zoals:
- de invloed van andere behandelingen, die worden gegeven naast de te beoordelen behandeling;
- het gebruik van hulpmiddelen;
- het tijdstip van de dag waarop de behandeling plaatsvindt;
- familiebezoek;
- uitstapjes, weekeinde, vakantie;
- het weer, het seizoen, enzovoort (denk bijvoorbeeld aan reumapatiënten).

Ten derde kan men te maken hebben met aspecifieke onderdelen van de behandeling (ook wel omschreven als placebo-effect). Als men een patiënt behandelt met bewegingstherapie, dan is dát het specifieke onderdeel van de behandeling. De muziek die men op de achtergrond laat horen in de behandelruimte is een aspecifiek onderdeel van de behandeling. 'Placebo'-onderdelen van de behandeling kunnen ertoe leiden dat de (experimentele) behandeling ten onrechte als effectief wordt beoordeeld. Men kan pas stellen dat een behandeling effectief is, wanneer naast de eerder beschreven factoren ook de invloed van een placebo-effect kan worden uitgesloten. Een voorbeeld van een placebo-effect is aandacht, indien men die niet specifiek in het behandelplan heeft opgenomen.

Nu wil dit niet zeggen dat therapeuten geen aandacht, lekkere koffie of fraaie achtergrondmuziek dienen te 'serveren' aan de patiënt. Men dient zich echter bewust te zijn van de invloed die deze 'neventherapieën' mogelijk hebben op de patiënt.

Ten vierde kan er sprake zijn van een reactief effect. Hiermee wordt bedoeld dat alleen al het afnemen van een test aanleiding kan zijn tot de verandering; dit wordt ook wel 'testing' genoemd. Deze invloed zal sterker zijn naarmate de test motiveert tot verandering. Het afnemen van een spierkrachttest zou bijvoorbeeld kunnen motiveren tot een krachtiger prestatie bij de volgende meting. Deze factor speelt vooral een rol in tijdserieonderzoek (zie verder in dit hoofdstuk), omdat daarbij juist veelvuldig wordt gemeten.

Om mogelijke alternatieve verklaringen van therapeutische effecten uit te kunnen sluiten, kiest men vaak voor systematisch onderzoek. Hierna wordt een aantal (zeker niet alle) vormen van zogeheten effectonderzoek beschreven. De twee basiskenmerken van effectonderzoek (een experiment) zijn herhaalde (liefst reproduceerbare, valide en responsieve) metingen en controle.

VORMEN VAN EXPERIMENTELE CONTROLE

Veel voor de fysiotherapie relevant werk op het gebied van experimentele controle is al in de jaren zestig en zeventig van de vorige eeuw gedaan door Campbell en Stanley (1966) en Cook en Campbell (1979). Recenter bronnen, specifiek gericht op de fysiotherapie, zijn Bork (1993) en Domholdt (1993).

Indien er géén sprake is van een vergelijking tussen groepen van patiënten spreken de auteurs over ongecontroleerd onderzoek . In dit type onderzoek ontvangen alle patiënten dus dezelfde therapie. Zie het schema.

$$O_1 \rightarrow \text{therapie} \rightarrow O_2$$

Hierin staat O_1 voor observatie c.q. meting(en) van één of meer variabele(n) vóór aanvang van de therapie, en O_2 voor observatie c.q. meting(en) van dezelfde variabele(n) ná de therapie. Therapie staat hierbij voor een willekeurige therapie. Deze kan zowel uit een eenmalige behandeling bestaan als uit een serie behandelingen. In veel effectonderzoek wordt, om het onderzoek zo veel mogelijk te kunnen controleren (vandaar de term experimentele controle), gekozen voor een vast omschreven behandeling die tijdens de behandelserie niet mag veranderen. Hier zien we dan ook een discrepantie met de gangbare fysiotherapeutische praktijk, waarin men tijdens een behandelserie vaak bewust behandelvormen en intensiteit aanpast aan de situatie van de individuele patiënt. Het is daarom niet altijd eenvoudig om de uitkomsten van effectonderzoek aan groepen van patiënten die een vast omschreven, niet-variabele behandeling ondergingen, te vertalen naar die ene patiënt met wie men als behandelaar te maken heeft. De O_1 en O_2 kunnen zowel betrekking hebben op één bepaalde uitkomstmaat (bijvoorbeeld eindgevoel exorotatie glenohumeraal) als op een heel scala van uitkomstmaten (bijvoorbeeld een volledige

anamnese en een volledig functieonderzoek). Het verschil tussen
ongecontroleerd onderzoek en de dagelijkse praktijk is gelegen in de
systematische herhaling van de metingen van alle variabelen. In de
dagelijkse praktijk wordt vaak bij binnenkomst van de patiënt een
volledige anamnese en totaal functieonderzoek uitgevoerd, maar
wordt bij ontslag vaak nagelaten om alle variabelen nogmaals te
meten en te registreren. Een therapeut die alle variabelen bij ontslag
nogmaals bepaalt en vastlegt, doet dan, wellicht zonder zich hiervan
bewust te zijn, aan ongecontroleerd onderzoek (in het Engels vaak
aangegeven als 'pretest-posttest design').
Indien men patiënten over twee of meer groepen verdeelt zonder te
loten (meestal omschreven als randomiseren, van het Engelse 'at
random'), spreekt men van 'gecontroleerd experimenteel onderzoek
'. Zie het schema.

$$O_1 \longrightarrow \text{therapie} \longrightarrow O_2$$

$$O_1 \longrightarrow \text{controle} \longrightarrow O_2$$

Hierin staan O_1 en O_2 voor de observatie c.q. meting van dezelfde
variabele(n), therapie voor de te onderzoeken therapievorm, en controle voor een andere therapievorm, placebo of geen therapie. Onder
placebo wordt hier verstaan: een therapie die voor de patiënt niet te
onderscheiden is van een daadwerkelijke therapie maar waarvan het
werkzame deel achterwege wordt gelaten. Men denkt aan de vergelijking tussen pulserend (1:5) ultrageluid van 1 MHz met een output
van 0,5 watt per vierkante centimeter (behandelkop 5 cm^2) gedurende vijf minuten en dezelfde behandeling met een output van 0 watt
per vierkante centimeter.
Nu is het niet altijd eenvoudig om een 'placebobehandeling' te enta-
meren, zeker niet als men vormen van bewegingstherapie of massage aan effectonderzoek wil onderwerpen, maar in de literatuur treft
men creatieve oplossingen aan. Zo deed Bürger (1980) een (gerandomiseerd) onderzoek aan drie groepen van patiënten met lagerugklachten. Een groep kreeg als therapie rotatiemanipulatie, een andere groep kreeg massage en de derde groep kreeg intermitterende
handoplegging als placebomanipulatie. Voorwaarde lijkt dan wel dat
de patiënten nog niet eerder onder behandeling zijn geweest, omdat

ze anders zouden kunnen voelen of ze een echte of een 'nep'behandeling kregen. (Wat uiteraard niet wil zeggen dat intermitterende handopleggingen niet effectief kunnen zijn. Die conclusie kan men eventueel pas trekken na een vergelijking tussen een groep met intermitterende handoplegging en een groep zonder enige therapie.)

Een nadeel van gecontroleerd experimenteel onderzoek is dat de patiëntkenmerken en andere verstorende variabelen niet gelijkmatig over beide groepen verdeeld kunnen zijn. Zo kan men zich een gecontroleerd onderzoek indenken waarin de methode-Bobath wordt vergeleken met de methode-Brunnström. Indien nu in de Brunnströmgroep onevenredig veel hemiplegiepatiënten met een neglect, hemianopsie en diabetes mellitus zitten, vergeleken met de Bobathgroep, kan deze verdeling van patiënten de uitkomsten van het onderzoek beïnvloeden. Indien de onderzoekers dit bewust zo zouden hebben gedaan, kan men zelfs denken aan manipulatie van de uitkomsten.

Om deze ongelijke verdeling van patiëntkenmerken te voorkomen, werkt men het liefst met zogeheten gerandomiseerd onderzoek ('randomized controlled trial'), waarbij de verdeling van de patiënten over de groepen door het lot bepaald wordt. Zie het schema.

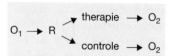

Hierin staan O_1 en O_2 voor de observatie c.q. meting van dezelfde variabele(n), en R voor 'at random' (= loting).

Campbell en Stanley (1966), Cook en Campbell (1979) en meer recentelijk Jadad (1998) stellen dat gerandomiseerd onderzoek de grootste mate van 'interne validiteit' heeft. Hiermee wordt bedoeld dat, indien er statistisch gezien beduidende (significante) verschillen zijn tussen de twee of meer groepen, deze verschillen waarschijnlijk niet berusten op patiënteigenschappen, verstorende variabelen of niet-relevante onderdelen van de therapie, maar op het verschil in werkzaamheid van de twee (of meer) therapievormen.

De statistische groepsvergelijking is van groot belang en wordt hier nader toegelicht. Stelt u zich een onderzoek voor waarin de ervaren mate van pijn op een visueel analoge schaal de belangrijkste effectmaat is. De gemiddelde scores van groep I en groep II zijn in het volgende schema weergegeven.

R

groep I: O_1 gemiddeld 87; O_2 gemiddeld 34

groep II: O_1 gemiddeld 86; O_2 gemiddeld 51

Nu is de uitspraak 'groep I is statistisch gezien gemiddeld vooruitgegaan', of 'groep II is statistisch gezien gemiddeld niet vooruitgegaan' niet de uitspraak waar het om draait. Dit zijn immers slechts uitspraken die één groep betreffen en zijn te zien als uitspraken van twee ongecontroleerde onderzoeken. De uitspraak waar het in groepsonderzoek om gaat, is de volgende: 'De verbetering in gemiddelde scores van groep I ten opzichte van groep II is statistisch gezien significant.' Cijfermatig weergegeven:
- gemiddelde verschil groep I is $87 - 34 = 53$;
- gemiddelde verschil groep II is $86 - 51 = 35$;
- winst groep I (53) versus winst groep II (35).

Is dat verschil statistisch significant? (Een eventueel statistisch significant verschil hoeft overigens nog niet te betekenen dat er een klinisch relevant verschil is tussen de twee groepen! Die interpretatie is aan de lezer van het betreffende onderzoek.)

Het opschrijven van de resultaten van een gerandomiseerde studie is niet simpel (zie ook hoofdstuk 6) en levert wel eens problemen op. Tegenwoordig streeft men naar een zo accuraat mogelijke weergave van de gerandomiseerde studie en daarvoor zijn zelfs richtlijnen ontwikkeld. Informatie over het zo goed mogelijk rapporteren van gerandomiseerde studies, de 'Consolidated Standards of Reporting Trials' (CONSORT) Statement', is te vinden op <http://www.consort-statement.org/>.

Systematische reviews, meta-analyses en beoordelingslijsten

Stel: men wil erachter komen of men Bobath dan wel Brunnström dient toe te passen bij hemiplegiepatiënten. Dan zoekt men bij voorkeur naar gerandomiseerd onderzoek omtrent deze vraagstelling. De

eerste vraag die daarbij opkomt, is: kan ik op basis van één gerandomiseerd onderzoek een conclusie trekken?
Het formele antwoord hierop is: nee. Een gerandomiseerd onderzoek is immers een experiment en hoe goed dat ook is opgezet, de
uitkomst kan altijd nog op toeval berusten. Voor het antwoord op
een dergelijke vraag gaat men meestal op zoek (zie hoofdstuk 1) naar
zo veel mogelijk gerandomiseerde studies omtrent die vraag en probeert men uit alle gevonden studies een antwoord te verkrijgen. Indien men dan een aantal relevante studies heeft gevonden, zal men
proberen de resultaten ervan samen te vatten om tot een synthese te
komen.

Dit kan men op een aantal manieren doen. De klassieke manier was
om een expert op een bepaald vakgebied te vragen om een over-
zichtsartikel ('review') te schrijven. Daarbij was de schrijver volledig
vrij in de selectie van artikelen en de wijze waarop hij de effectstudies
samenvatte. Deze werkwijze wordt thans omschreven als 'narrative
review' of 'niet-systematische review' (Bouter, 1994; Jadad, 1998;
Oxman, 1998).

Tegenwoordig komt er steeds meer belangstelling voor systematische reviews en meta-analyses en is er sprake van het 'quorom statement' om de kwaliteit van rapporteren van systematische reviews en
meta-analyses te verbeteren (Moher et al., 1999), zie <www.consort-
statement.org/QUOROM.pdf>. Een Nederlandstalig formulier om de
kwaliteit van systematische reviews van gerandomiseerde studies te
beoordelen kan men downloaden van de site van het Nederlandse
Cochrane centrum <http://www.cochrane.nl/index.html> onder de
button downloads en te kiezen voor de checklist SR-RCT.
Systematische reviews hebben tot doel uit te zoeken of de bevindingen van de gevonden studies consistent zijn en kunnen worden gegeneraliseerd naar andere patiënten, behandelingen of praktijksituaties
(Mulrow, 1998). Bij systematische reviews werkt men met een uitgebreide zoekstrategie om relevante (gerandomiseerde) studies op te
kunnen sporen, waarna men met een (methodologische) scorelijst de
gevonden studies probeert te wegen en samen te vatten om tot een
uitspraak over (al dan niet) effectiviteit te komen.
Een meta-analyse is identiek aan een systematische review, met als
toevoeging een bepaalde statistische techniek waarmee de resultaten
van afzonderlijke studies op kwantitatieve wijze kunnen worden samengevat, zodat het behandeleffect kan worden geschat.

Een belangrijke vraag is uiteraard welke criteria men in een scorelijst dient op te nemen en of men daar somscores van dient te berekenen of niet. Daarover is (inter)nationaal een levendige discussie, die zeker nog wel enige jaren zal duren. Jadad (1998) geeft de volgende 5-puntsschaal:

1 Was de beschreven studie gerandomiseerd?
2 Was de beschreven studie dubbelblind?
3 Was er een beschrijving van uitvallers?
   Geef een score van 1 punt voor elke ja, en 0 punten voor elke nee.
4 Geef een extra punt als de randomisatie goed was en geef een extra punt als de blindering goed was.
5 Trek een punt af als de randomisatie niet goed was en trek een punt af als de blindering niet goed was.

Hij stelt dat studies die minder dan drie punten behalen (bij een maximum van vijf) een geringe methodologische kwaliteit hebben.

Een andere scorelijst voor gerandomiseerde studies is de zogeheten Delphi-lijst van Verhagen et al. (1998). Die lijst wordt in enigszins gewijzigde vorm toegepast in de PEDro-database <http://www.pedro.fhs.usyd.edu.au/index.html>. Als men daarin zoekt naar gerandomiseerde studies krijgt men per studie een methodologische score per gerandomiseerde studie met een maximum van 10 punten. In die zogeheten PEDro-scorelijst gebruikt men de volgende items:

1 Worden in- en exclusiecriteria beschreven? (Dit item telt niet mee bij het uiteindelijke oordeel van maximaal 10 punten.)
2 Zijn de proefpersonen at random toegewezen aan de groepen?
3 Was de toewijzing aan de groepen verborgen? (bijvoorbeeld door gebruik te maken van ondoorzichtige enveloppen)
4 Zijn de groepen aan het begin van het onderzoek ('at baseline') vergelijkbaar betreffende de belangrijkste prognostische factoren? (zie hoofdstuk 5)
5 Waren de subjecten geblindeerd voor de therapie?
6 Waren de therapeuten geblindeerd voor de therapie?
7 Waren de mensen die de metingen uitvoerden geblindeerd voor de therapie?
8 Metingen van ten minste één primaire uitkomstmaat aanwezig bij meer dan 85% van de personen die begonnen aan het onderzoek?
9 Zijn de gegevens geanalyseerd volgens het 'intention to treat'-principe?

10 Is er een statistische groepsvergelijking gedaan? (zie de vorige paragraaf)

11 Geeft de studie zowel centrale maten voor tendentie als spreidingsmaten? (zie hoofdstuk 3)

In het bijzonder het vijfde en zesde item zijn bij gerandomiseerde studies naar bijvoorbeeld massage of bewegingstherapie vrijwel nooit te realiseren. Vandaar dat Boutron et al. (2005) een alternatieve scorelijst hebben opgesteld waarop deze twee items op een andere wijze gescoord worden. Die vragenlijst richt zich met name op niet-farmaceutische effectstudies; vandaar de naam van de lijst: CLEAR NPT, dat wil zeggen: 'clear non pharmacological trial'.

Het negende item ('intention to treat'-principe) draait om de vraag of bij de statistische analyse alle patiënten worden meegerekend in die groep waaraan ze bij aanvang zijn toegewezen. Dankzij samenwerking tussen de universiteit van Sydney waar PEDro is gehuisvest en het Centre for Evidence Based Physiotherapy in Maastricht kan men via de site in Maastricht <http://www.cebp.nl/?NODE=82> vrijwel alle artikelen die in de PEDro-database zitten downloaden.

Wat in veel scorelijsten ontbreekt, is de vraag of de gehanteerde meetinstrumenten reproduceerbaar, valide en responsief waren (zie hoofdstuk 2). Er zijn inmiddels veel scorelijsten voor het beoordelen van gerandomiseerd effectonderzoek ontwikkeld. Het is echter niet verwonderlijk dat er haken en ogen blijven zitten aan het ontwikkelen van een scorelijst (zie Jüni et al., 1999).

Systematische reviews, meta-analyses, evidence-based medicine en het internet

Systematische reviews en meta-analyses zijn van belang voor beleidsmakers en therapeuten om snel een indruk van de effectiviteit van een behandelvorm te kunnen krijgen, als er over die behandelvorm tenminste een dergelijk overzicht is verschenen. In de meeste Medlines (zie hoofdstuk 1) kan men 'systematische review' en/of 'meta-analyse' dan ook als zoekterm gebruiken. Er zijn echter ook andere plaatsen op het internet waar men buiten de Medlines (samenvattingen van) systematische reviews en meta-analyses kan vinden. Zo kan men bij de Cochrane Collaboration (een groep mensen die zich richt op het verzamelen van gerandomiseerde studies en het

schrijven van systematische reviews annex meta-analyses) de samen-
vattingen van verschenen systematische reviews raadplegen:
<http://www.cochrane.org/>.
Een ander adres op het internet met veel systematische reviews is het
Centre for Reviews and Dissimination:
<http://www.york.ac.uk/inst/crd/crddatabases.htm>.

Tijdserieonderzoek

Aangezien gerandomiseerd experimenteel en gecontroleerd onderzoek niet altijd tot de mogelijkheden van de therapeut behoort, is de
laatste jaren veel aandacht ontstaan voor zogeheten tijdserieonderzoek of 'single-case research ' (zie onder meer Barlow & Hersen,
1984; Kazdin, 1982; en vooral Ottenbacher, 1986). Deze vorm van
onderzoek heeft twee basiskenmerken:
– veelvuldige metingen;
– afwisseling van perioden mét en zonder therapie.
De metingen dienen uiteraard gestandaardiseerd te worden uitgevoerd en bij voorkeur op reproduceerbaarheid en validiteit te zijn
onderzocht.
Zo kunt u bijvoorbeeld geïnteresseerd zijn in het loopvermogen van
een patiënt met een hemiplegie. U besluit deze patiënt een week lang
niet te behandelen (de eerste zeven dagen in figuur 5-1), maar wel
elke dag het loopvermogen van die patiënt in meters uit te drukken.
Dan volgt een week lang therapie met opnieuw elke dag bepaling van
de loopafstand (de tweede zeven dagen in figuur 5-1). De volgorde
kan men uiteraard ook omdraaien en beginnen met een week therapie en dan een week geen therapie.

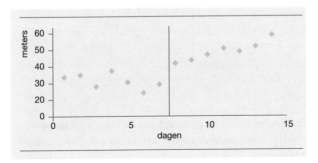

Figuur 5-1 Loopvermogen van een hemiplegiepatiënt in twee fasen.

In de literatuur over tijdserieonderzoek wordt de periode zónder therapie aangegeven als baselineperiode, meestal met de letter A, en de periode mét therapie met de letter B. Hier is dan sprake van een zogeheten A-B-design.

Men kan dit basismodel op alle mogelijke manieren variëren en zelfs randomiseren over de volgorde van de perioden. Zo wordt in figuur 5-2 begonnen met alleen meten, dan volgt therapie en meten, daarna volgt weer een fase van alleen meten.

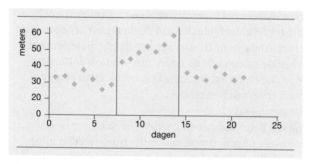

Figuur 5-2 *Loopvermogen van een hemiplegiepatiënt in drie fasen.*

Figuur 5-3 toont het een week lang achter elkaar toedienen van therapie volgens de methode-Bobath, een week geen therapie en een week therapie volgens de methode-Brunnström. In alle drie perioden wordt de loopafstand gemeten.

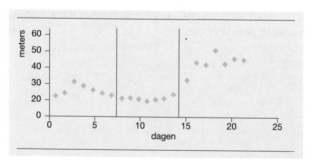

Figuur 5-3 *Loopvermogen van een hemiplegiepatiënt in een week therapie volgens de methode-Bobath, een week geen therapie en een week therapie volgens de methode-Brunnström.*

Het voordeel van het aldus vastleggen van het loopvermogen zal duidelijk zijn: men krijgt snel visueel een indruk van het loopvermogen
van een specifieke patiënt.
Nu blijven alternatieve verklaringen als placebo en patiënteigenschappen uiteraard wel aanwezig – die kan men immers alleen in
gerandomiseerd onderzoek uitsluiten – maar de interactie tussen de
individuele patiënt en de gegeven therapie wordt wel snel inzichtelijk.

In het kader van dit boek past geen uitgebreide bespreking van visue-
le en statistische interpretatie van de verkregen gegevens; zie daarvoor onder andere Barlow en Hersen (1984), Kazdin (1982), Ottenbacher (1986) en Aufdemkampe (1991).

SLOTOPMERKING
Een therapeut kan wellicht intuïtieve of ethische bezwaren hebben
tegen het onderbreken van de therapie door een week van alleen metingen, maar hij dient dan wel te bedenken dat het even onethisch is
om een patiënt te behandelen met een therapie waarvan de effectiviteit nog niet is aangetoond (zoals de methode-Bobath ten aanzien
van hemiplegie). Bovendien kan men zich afvragen waarom een hemiplegiepatiënt van maandag tot en met vrijdag dagelijks wordt behandeld, terwijl zaterdagen en zondagen vaak 'therapieloos' zijn.
Blijkbaar zijn sommige therapieën slechts werkzaam op zogeheten
werkdagen.

Literatuur

Aufdemkampe G. Some comments on single-case studies. Physiotherapy, theory
    and practice 1991;7:63-71.
Barlow DH, Hersen M. Single-case experimental designs. Strategies for studying
    behavior change. Tweede druk. New York: Pergamon Press, 1984.
Bork CE. Research in physical therapy. Philadelphia: J.B. Lippencott Company, 1993.
Bouter LM. Meta-analyse. Amsterdam: Amsterdam University Press, 1994.
Boutron I, Moher D, Tugwell P, Giraudeau B, Poiraudeau S, Nizard R, Ravaud P. A
    checklist to evaluate a report of a nonpharmacological trial (CLEAR NPT) was
    developed using consensus. J Clin Epidemiol 2005;58: 1233-1240.
Bürger AA. A controlled trial of rotational manipulation in low back pain. Manuelle
    Medizin 1980;18:17-26.
Campbell DT, Stanley JC. Experimental and quasi-experimental designs for re-
    search. Boston: Houghton Mifflin Company, 1966.

Cook TD, Campbell DT. Quasi-experimentation. Design & analysis issues for field settings. Boston: Houghton Mifflin Company, 1979.

Dolder R van. Evidence-based fysiotherapie en de praktijk. In: Dekker JB den, Aufdemkampe G, Ham I van, Smits-Engelsman BCM, Vaes P (red). Jaarboek Fysiotherapie/Kinesitherapie 1999. Houten/Diegem: Bohn Stafleu van Loghum, 1999.

Domholdt E. Physical therapy research. Principles and applications. Philadelphia: W.B. Saunders Company, 1993.

Heijden GJMG van der, Windt DAWM van der, Berg SGM van den, Bouter LM. Effectiviteit van ultrageluid bij aandoeningen van het bewegingsapparaat. Hoensbroek: IRV, 1997.

Jadad A. Randomised controlled trials. Londen: BMJ Books, 1998.

Jüni P, Witschi A, Bloch R, Egger M. The hazards of scoring the quality of clinical trials for meta-analysis. JAMA 1999;282:1054-1060.

Kazdin AE. Single-case research designs. Methods for clinical and applied settings. New York: Oxford University Press, 1982.

Koes BW, Assendelft WJJ, Heijden GJMG van der, Bouter LM, Knipschild PG. Spinal manipulation and mobilization for back and neck pain: a blinded review. BMJ 1991;303:1298-1303.

Moher D, Chalmers TC, Cook DJ, Eastwood S, Olkin I, Rennie D, Stroup DF. Improving the quality of meta-analysis of randomized controlled trials: the quorom statement. Lancet Eprint 1999;99ART/4149:UR.

Mulrow CD. Rationale for systematic reviews. In: Chalmers I, Altman DG (red). Systematic reviews. Vierde druk. Londen: BMJ Publishing Group, 1998.

Ottenbacher KJ. Evaluating clinical change. Strategies for occupational and physical therapists. Baltimore: Williams & Wilkins, 1986.

Oxman AD. Checklists for review articles. In: Chalmers I, Altman DG (red). Systematic reviews. Vierde druk. Londen: BMJ Publishing Group, 1998.

Sackett DL, Richardson WS, Rosenberg W, Haynes RB. Evidence-based medicine. How to practice & teach EBM. Edinburgh: Churchill Livingstone, 1998.

Verhagen AP, Vet HCW de, Bie RA de, Kessels AGH, Boers M, Bouter LM, Knipschild PG. The Delphi list: a criteria list for quality assessment of randomised clinical trials for conducting systematic reviews developed by Delphi Consensus. J Clin Epid 1998;51:1234-1241.

Windt DAWM van der, Heijden GJMG van der, Berg SGM van den, Riet G ter, Winter AF de, Bouter LM. Effectiviteit van ultrageluidbehandeling voor aandoeningen van het bewegingsapparaat: een systematische review. Ned T Fysiother 1999;109:14-23.

Ziekenfondsraad. Kosteneffectiviteitsanalyse bestaande verstrekkingen (Adviesnummer 597). Amstelveen: Ziekenfondsraad, 1993.

Opdrachten

1 Lees de volgende citaten uit het artikel van Heiderscheit et al. (1996)[1].
   - 'Neither the control group nor the plyometric group showed significant eccentric or concentric isokinetic increase at any speed.'
   - 'The groups were not significantly different in terms of subject height, weight, or age.'
   - 'None of the groups exhibited a significant change in kinesthetic score (p > .8).' (p. 129)
   a Welk citaat geeft wel en welk citaat geeft geen groepsvergelijking weer?
   b Wat is er niet goed aan de volgende tabel, zoals die soms voorkomt in groepsonderzoek:

	pretest score	posttest score	p-value
group I	12.4	34.9	p = 0.0004
group II	13.8	17.2	ns

2 Zoek een gerandomiseerd effectonderzoek naar de effecten van bewegingstherapie bij aspecifieke lagerugklachten en scoor dit artikel in een tweetal met behulp van de PEDro-score. Bereken het percentage overeenkomst tussen de twee beoordelaars en vergelijk jullie oordelen met de scores zoals die zijn weergegeven op de PEDro-site <http://www.pedro.fhs.usyd. edu.au/>.

---

1 Heiderscheit BC, McLean KP, Davies GJ. The effects of isokinetic vs. plyometric training on the shoulder internal rotators. JOSPT 1996;23:125-133.

Antwoorden

1 a Het eerste en het derde citaat geven geen groepsvergelij-
      king weer, het tweede wel.
   b In de tabel wordt de statistische toets alleen binnen de
      groepen uitgevoerd en ontbreekt de statistische groeps-
      vergelijking.
2 Indien het percentage overeenkomst 80% of meer is hebben jullie een voldoende mate van reproduceerbaarheid
   bereikt bij het scoren van het artikel. Mocht één van jullie
   oordelen niet overeenkomen met de score in de PEDro-
   databank lees dan de beschrijving van de PEDro-schaalon-
   derdelen in dit hoofdstuk nog eens na en ga na of jullie het
   item voldoende begrepen hebben.

6 Opzetten en uitvoeren van onderzoek

Doelstelling

Na bestudering van dit hoofdstuk heeft de lezer inzicht in:
- de belangrijkste aspecten bij het schrijven van een onderzoeks-(project)voorstel;
- de planning en begroting van een onderzoek;
- ethische aspecten van onderzoek en 'informed consent'-procedures;
- praktische problemen die zich kunnen voordoen bij de uitvoering van een onderzoek;
- de procedures bij publiceren.

Inleiding

Een wetenschappelijk onderzoek wordt meestal voorafgegaan door een lange periode van voorbereidingen. Ook bij een klein project is een goede voorbereiding noodzakelijk om een succesvolle afronding mogelijk te maken. Het schrijven van een onderzoeks- of project-voorstel is een belangrijk onderdeel van deze voorbereidingen. Het voorstel is noodzakelijk wanneer financiële ondersteuning voor het onderzoek moet worden aangevraagd, maar fungeert tevens als draaiboek tijdens de uitvoering van het onderzoek. In dit hoofdstuk wordt aandacht besteed aan de belangrijkste aspecten van het schrijven van een onderzoeksvoorstel. Hiertoe behoren ook een realistische planning en begroting. Ethische aspecten van wetenschappelijk onderzoek komen aan de orde, waaronder de 'informed con-

sent'-procedure en enkele aspecten van de wet- en regelgeving omtrent wetenschappelijk onderzoek bij mensen.

Zelfs al is een project tot in de details voorbereid, dan nog zullen de
onderzoeksmedewerkers tijdens de uitvoering van het onderzoek
onverwachte problemen tegen het lijf lopen. Hierbij kan het gaan om
een tegenvallende instroom van deelnemers, logistieke problemen,
uitval of afwijkingen van het onderzoeksprotocol. Enkele van deze
praktische problemen worden in dit hoofdstuk beschreven, waarbij
gezocht wordt naar mogelijke oplossingen. Ten slotte wordt aandacht besteed aan de laatste fase van een onderzoek; het publiceren
van de onderzoeksresultaten.

Een inmiddels afgerond onderzoek dient als casus in dit hoofdstuk.
Het betreft een gerandomiseerd therapeutisch experiment (randomized clinical trial of RCT, zie hoofdstuk 5) naar de effecten en kosten
van corticosteroïdinjecties en fysiotherapie bij de pijnlijke stijve
schouder (Van der Windt et al., 1998; Van der Windt et al., 2000).
Het betreft een specifiek design (RCT), maar een groot aantal aspecten van voorbereiding en uitvoering gelden evenzeer voor niet-experi-
menteel onderzoek.

Een onderzoeksvoorstel schrijven

Elke vorm van (para)medisch wetenschappelijk onderzoek kent min
of meer dezelfde basisstructuur. Deze structuur kan worden ingedeeld in een aantal fasen: het beschrijven van het onderzoeksprobleem en de vraagstelling, het zoeken van relevante literatuur, het
onderzoeksontwerp (design), de onderzoekspopulatie, definitie en
operationalisering van de onderzoeksvariabelen, wijze van gegevensverzameling, gegevensanalyse, interpretatie van de resultaten en rapportage. Deze basisstructuur vormt een goede leidraad bij het schrijven van een onderzoeksvoorstel. Wanneer subsidie voor een onderzoek wordt aangevraagd, moeten de richtlijnen van de subsidiegever
worden gevolgd. De meeste fondsen beschikken over (elektronische)
standaardformulieren voor het indienen van een onderzoeksvoorstel,
die doorgaans min of meer dezelfde basisstructuur kennen.

SAMENVATTING

Een onderzoeksvoorstel of subsidieaanvraag wordt meestal voorafgegaan door een samenvatting. In deze samenvatting worden de belangrijkste aspecten van het onderzoek beschreven, zoals de relevan-

tie van het probleem, de vraagstelling, het design, de onderzoekspopulatie en de gegevensverzameling. De samenvatting is erg belangrijk, omdat deze als eerste (en soms als enige) wordt gelezen door subsidiegevers, referenten en andere personen van wie medewerking voor het onderzoek dient te worden verkregen.

ONDERZOEKSPROBLEEM EN VRAAGSTELLING

Een onderzoeksprobleem en definitieve vraagstelling kunnen op verschillende wijze tot stand komen. Een onderzoeker kan van achter zijn bureau onderzoeksvragen ontwikkelen, op basis van de wetenschappelijke literatuur of voorafgaand onderzoek. Een onderzoeksvraag kan tevens tot stand komen als gevolg van een probleem uit de dagelijkse praktijk van de arts of fysiotherapeut: 'Wat is de meest effectieve wijze om een pijnlijke stijve schouder te behandelen, met injecties of met fysiotherapie?' of 'Welke vorm van oefentherapie geeft de beste resultaten bij patiënten met chronische rugpijn?' De laatste jaren vindt veel 'prioritering' van onderzoek plaats; de keuze van een onderwerp wordt bepaald door subsidiegevers en programmacommissies, waarbij de maatschappelijke relevantie van het probleem veel gewicht krijgt. Het onderzoeksprobleem dient te worden uitgewerkt tot een concrete vraagstelling. Hierbij kan de bestaande wetenschappelijke literatuur een belangrijk hulpmiddel zijn. Voorkomen kan worden dat onderzoek onnodig herhaald wordt, en dat vergissingen worden begaan bij de opzet en uitvoering van het onderzoek. In hoofdstuk 1 worden de verschillende manieren beschreven waarmee de noodzakelijke informatie kan worden verkregen.

Voor het schouderonderzoek van de casus werden systematische reviews uitgevoerd naar de effectiviteit van zowel corticosteroïdinjecties als fysiotherapie bij de behandeling van schouderaandoeningen. De resultaten van de reviews lieten zien dat er nog veel vragen bestaan omtrent de werkzaamheid van beide interventies, vooral bij de behandeling van de pijnlijke stijve schouder (capsulitis of capsulair syndroom) (Van der Heijden et al., 1996; Van der Heijden et al., 1997; Buchbinder et al., 2003; Green et al., 2003). Tevens leverden de reviews belangrijke informatie op over de inhoud van beide behandelingen (aantal injecties, de keuze van het corticosteroïd, potentiële bijwerkingen, aantal sessies en aard van de fysiotherapeutische behandeling), de keuze van de onderzoekspopulatie, relevante meetinstrumenten en de duur van het onderzoek (duur van follow-up).

Voor het schouderonderzoek werd uiteindelijk de volgende vraagstelling geformuleerd: 'Is het beloop van klachten (pijn, beweeglijkheid en functionele klachten) bij een capsulair syndroom van de schouder gunstiger na behandeling gedurende zes weken met fysiotherapie of met lokale corticosteroïdinjecties door de huisarts?' Het betreft een zogeheten pragmatische trial, waarin twee bestaande behandelopties met elkaar werden vergeleken. Het doel was dan ook om de gang van zaken in de dagelijkse praktijk van huisarts en fysiotherapeut zo goed mogelijk te benaderen.

BESCHRIJVING VAN HET ONDERZOEKSONTWERP ('DESIGN')

In een goed voorstel is sprake van een duidelijke koppeling tussen onderzoeksvraag en design. Vragen over de effectiviteit van een behandeling kunnen het beste worden beantwoord door middel van experimenteel onderzoek (zie hoofdstuk 5). Deze vorm van onderzoek werd dan ook gekozen voor het schouderonderzoek. In een onderzoeksvoorstel worden vervolgens de belangrijkste aspecten van het design besproken: de onderzoekspopulatie, de plaats en tijd van het onderzoek, de te meten variabelen en de wijze waarop de gegevens verzameld worden.

Onderzoekspopulatie

In dit onderdeel van het onderzoeksvoorstel wordt aangegeven op welke wijze de deelnemers voor het onderzoek worden geselecteerd, gedurende welke periode en op welke locatie. Tevens worden de in- en exclusiecriteria beschreven. Voor een RCT wordt vaak een onderzoekspopulatie geselecteerd die homogeen is ten aanzien van de prognose (de kans op herstel). Zo wordt vaak gekozen voor patiënten met een gelijke duur van klachten, een vergelijkbare stoornis of beperking, een vergelijkbare ernst van de ziekte of een bepaalde leeftijdscategorie. De exclusiecriteria dienen tevens om patiënten uit te sluiten die verhoogde risico's zouden kunnen lopen bij deelname.

Zeer strenge selectiecriteria verminderen echter de externe validiteit van een studie, waardoor de uiteindelijke resultaten wellicht minder eenvoudig zijn te generaliseren naar de dagelijkse praktijk, waar tal van patiënten worden behandeld die niet aan al deze criteria voldoen (zie ook hoofdstuk 3). In pragmatische studies, waarbij gestreefd wordt naar een zo goed mogelijke benadering van de situatie in de dagelijkse praktijk, zullen vaak minder strikte selectiecriteria worden gehanteerd.

In het schouderonderzoek werden patiënten ingesloten bij wie de klachten gekenmerkt werden door een pijnlijke beperking van de passieve beweeglijkheid bij abductie en externe rotatie, die ouder waren dan 18 jaar en in staat waren om schriftelijke vragenlijsten in te vullen. Uitgesloten werden onder meer patiënten met tweezijdige schouderklachten, patiënten die in de voorafgaande zes maanden al met fysiotherapie of injecties waren behandeld, patiënten met systemische aandoeningen van het bewegingsapparaat (bijvoorbeeld reumatoïde artritis), neurologische aandoeningen of met contra-indicaties voor een van beide behandelingen (bijvoorbeeld zwangerschap of over-gevoeligheid voor het corticosteroïd). Patiënten die de huisarts consulteerden met een pijnlijke schouder kwamen in aanmer-king voor deelname. Degenen die aan de selectiecriteria volde-den en belangstelling toonden voor deelname, werden op een onderzoekscentrum nogmaals onderzocht door een medewer-ker van het schouderonderzoek. Deze fysiotherapeut-onder-zoeker controleerde nogmaals alle selectiecriteria en verrichtte de voormetingen.
De beoogde omvang van de onderzoekspopulatie werd vastge-steld op 60 patiënten in elke interventiegroep. Zogeheten 'po-werberekeningen' hadden laten zien dat met deze omvang een verschil in herstelpercentage tussen de twee interventiegroepen van 25% zou kunnen worden aangetoond (klachten volgens de patiënt volledig hersteld of veel verbeterd). Dit verschil werd klinisch belangrijk geacht. Tevens achtte men een totaal aantal van 120 patiënten praktisch haalbaar, rekening houdend met de planning en begroting die voor het project waren opgesteld.

Interventies

In het projectvoorstel wordt vervolgens de behandeling van de deelnemers beschreven. In een observationeel onderzoek is deze paragraaf minder belangrijk, omdat het in dit geval meestal de gangbare therapie zal betreffen. Bij de beschrijving van een experiment worden hier de te vergelijken interventies en de randomisatieprocedure beschreven (zie ook hoofdstuk 5).

In het schouderonderzoek werd na definitieve selectie een verzegelde en genummerde envelop geopend, waarin op een briefje 'injectietherapie' of 'fysiotherapie' stond vermeld. De envelop werd onder leiding van een onderzoeksassistent geopend. Deze was tevens verantwoordelijk voor het maken van de eerste behandelafspraak.

Een andere vaak gebruikte methode is telefonische randomisatie, waarbij de toewijzing van elke nieuwe deelnemer bij een centrale onderzoeksmedewerker wordt opgevraagd.

Behandeling met injecties bestond uit maximaal 3 injecties gedurende een periode van 6 weken. De injecties (met 40 mg triamcinolonacetonide) werden door de huisarts gegeven; deze had hiervoor een korte training ontvangen. Fysiotherapie (12 sessies in 6 weken) bestond uit passieve mobilisaties en bewegingstherapie, aangevuld met elektrotherapie, ijs of hot packs, indien dit noodzakelijk werd geacht voor de behandeling van pijnklachten. De frequentie en inhoud van de fysiotherapeutische behandeling kon worden aangepast aan de aard en ernst van de klachten bij elke individuele patiënt. Er werd geen strikt behandelprotocol gehanteerd, zodat de situatie in de dagelijkse praktijk niet te veel geweld werd aangedaan. Wel werden details omtrent de behandeling door de behandelend huisarts of fysiotherapeut geregistreerd.

Meetinstrumenten

Voor elk onderzoek worden idealiter meetinstrumenten geselecteerd die valide en reproduceerbaar zijn. In longitudinaal onderzoek, zoals onderzoek naar de effectiviteit van therapie, dienen de meetinstrumenten tevens gevoelig te zijn voor veranderingen (responsief, zie hoofdstuk 2). Bij het schrijven van een onderzoeksvoorstel moet tevens rekening worden gehouden met de praktische haalbaarheid van alle metingen en de belasting voor de deelnemer. Ten slotte is het prettig als de resultaten van het onderzoek vergeleken kunnen worden met de literatuur. Om deze reden worden vaak één of meer meetinstrumenten meegenomen die in eerder onderzoek zijn gebruikt. De uitkomstmaten die in het schouderonderzoek zijn meegenomen zijn weergegeven in tabel 6-1.

Gegevensverzameling

De logistieke aspecten van een onderzoek zijn belangrijk. In het onderzoeksvoorstel wordt beschreven door wie de gegevens worden verzameld, hoe vaak en op welke wijze.

In het schouderonderzoek werd de voorkeur gegeven aan patiëntgebonden uitkomstmaten, namelijk ervaren herstel, pijn en functionele beperkingen. De patiënten konden echter niet worden geblindeerd voor de toegewezen interventies (zie hoofdstuk 5 voor een toelichting van het begrip 'blindering'). Om een deels geblindeerde uitkomstmeting mogelijk te maken, werd de fysiotherapeut-onderzoeker die verantwoordelijk was voor enkele uitkomstmetingen, niet op de hoogte gebracht van de toegewezen behandeling. Om deze blindering zo goed mogelijk te kunnen handhaven werd de patiënt bij elke meting door de onderzoeksassistent geïnstrueerd niets los te laten over de behandeling en werd de aangedane schouder bij elke patiënt voorzien van verbandgaas, om eventuele sporen van een injectie te verbergen.

Tijdens de laatste voorbereidingen worden alle procedures rond de gegevensverzameling in detail uitgewerkt. Wie is verantwoordelijk voor welke aspecten van de gegevensverzameling? Worden de gegevens direct ingevoerd of pas na afronding van de gegevensverzameling? Hoe worden de gegevens opgeslagen? Hoe wordt de voortgang gecontroleerd en wie controleert de kwaliteit van de gegevens (ontbrekende waarden, inconsistenties, invoerfouten)? Hoe wordt rekening gehouden met afwezigheid door ziekte en vakanties?

Tabel 6-1 Gegevensverzameling voor de schoudertrial.

uitkomstmaat	meetinstrument	beoordelaar	timing (weken na randomisatie)
primaire effectmaten			
algemeen ervaren herstel	6-punts ordinale schaal (hersteld – veel verslechterd)	patiënt	3, 7, 13, 26, 52
ernst belangrijkste klacht	100 mm VAS	patiënt	0, 3, 7, 13, 26, 52
ernst pijn 's nacht en overdag	100 mm VAS	patiënt	0, 3, 7, 13, 26, 52
ernst van functionele beperkingen	schouderbeperkingenvragenlijst (Van der Heijden et al., 2000)	patiënt	0, 3, 7, 13, 26, 52
secundaire effectmaten			
algemeen oordeel over de ernst van klachten	gestandaardiseerde anamnese en lichamelijk onderzoek	fysiotherapeut-onderzoeker	0, 3, 7, 26
passieve beweeglijkheid van het glenohumerale gewricht	Cybex EDI-320 (Heemskerk et al., 1997; De Winter et al., 1999)	fysiotherapeut-onderzoeker	0, 3, 7, 26
algemene gezondheidstoestand	COOP-WONCA (Van Weel, 1993) SF-36 (Van der Zee & Sanderman, 1994)	patiënt	0, 3, 7, 13, 26, 52

PLANNING EN BEGROTING

In het onderzoeksvoorstel wordt een (globale) planning van het project opgenomen. Deze planning geeft het tijdschema van het onderzoek weer, en geeft een korte beschrijving van de duur van alle werkzaamheden voor alle betrokkenen. Bij het samenstellen van de planning dient rekening te worden gehouden met:
– de benodigde tijd voor alle voorbereidingen;
– de benodigde tijd om aan voldoende deelnemers te komen;
– duur van de metingen, aantal meetmomenten en duur van de follow-up;
– vakanties, overvolle agenda's, wachtlijsten en prioriteiten van medewerkers voor wie het project niet de belangrijkste taak is.

Goede voorbereidingen kosten veel tijd, maar kunnen problemen tijdens de uitvoering van het onderzoek voorkomen. Bij een RCT wordt meestal minimaal zes maanden uitgetrokken voor de voorbereidingen.

Bij het schouderonderzoek bestonden de voorbereidingen uit:
– huisartsen en fysiotherapeuten rekruteren;
– onderzoeksmedewerkers aanstellen en inwerken;
– onderzoekscentra inrichten;
– alle betrokkenen instrueren;
– vragenlijsten en onderzoeksformulieren maken;
– de gegevensverzameling stroomlijnen, gegevensinvoer voorbereiden;
– een administratief systeem opzetten;
– enkele pilotstudies (het uittesten van de meetprocedures en vragenlijsten).

De begroting behoort een reële schatting te geven van de te verwachten kosten van het onderzoek. Personele lasten vormen vrijwel altijd de grootste kostenpost van een onderzoek. Een begroting opstellen is niet alleen noodzakelijk voor relatief grote projecten zoals het schouderonderzoek, maar ook voor kleine projecten die wellicht geen externe financiële ondersteuning behoeven. Zo is het bijvoorbeeld voor onbezoldigde medewerkers wel noodzakelijk om te weten hoeveel tijd ze aan hun taken binnen een onderzoek kwijt zijn.

Belangrijke posten op een begroting kunnen zijn:
- personele lasten (inclusief sociale lasten, overheadkosten en wervingskosten);
- apparatuur: computers, meetapparatuur;
- verrichtingen en geneesmiddelen (indien niet via de gangbare kanalen vergoed);
- drukken en verzenden van vragenlijsten, of ontwikkeling van webbased vragenlijsten;
- bureaukosten (pc's, telefoon, porti, kopieerkosten);
- reiskosten van patiënten en onderzoeksmedewerkers;
- gegevensverwerking en gegevensanalyse (gegevensinvoer, hulp van een statisticus, opslag van gegevens);
- rapportage (drukken van een eindrapport, congresbezoek, enzovoort).

Subsidiëring van onderzoek

Onderzoeksprojecten zijn duur en het is vaak noodzakelijk subsidie aan te vragen. De financiering van medisch-wetenschappelijk onderzoek in Nederland is in te delen in vier geldstromen. De eerste geldstroom bevat de middelen die door het ministerie van Onderwijs, Cultuur en Wetenschappen (OCW) rechtstreeks aan de universiteiten worden verstrekt. Deze middelen worden gebruikt voor het aanstellen van onderzoekers, ondersteunend personeel en enkele materiële zaken (bijvoorbeeld computers, meubilair, telefoon, enz.) en financieren de infrastructuur van een vakgroep of onderzoeksinstituut. Deze geldstroom is in de laatste vijftien jaar behoorlijk gekrompen. Om onderzoeksprojecten te kunnen uitvoeren wordt dan ook vaak aanvullende financiering gezocht bij de tweede, derde of vierde geldstroom.

De tweede geldstroom is eveneens grotendeels afkomstig van de ministeries, maar wordt beheerd en toegekend via de Nederlandse Organisatie voor Wetenschappelijk Onderzoek (NWO), ZonMw en de Koninklijke Academie voor Wetenschappen (KNAW). Door de grote hoeveelheid aanvragen is de kans op honorering niet groot; circa 15%. De derde geldstroom omvat de middelen voor wetenschappelijk onderzoek die beschikbaar worden gesteld door de collectebusfondsen (zoals het Astmafonds, Koningin Wilhelminafonds, de Hartstichting, het Nationaal Reumafonds) en andere instellingen in de gezondheidszorg die zonder winstbejag opereren. Ten slotte is er een vierde geldstroom, die bestaat uit middelen die door de industrie ter beschikking worden gesteld. Naast deze grote geldstromen bestaan er tal van stichtingen en fondsen die kleinere geldbedragen ter ondersteuning van onderzoek ter beschikking stellen, soms met zeer specifieke doelstellingen.

PROCEDURES

Het aanvragen van subsidie, met name via de tweede of derde geldstroom, is een tijdrovende aangelegenheid, terwijl de kansen op succes lang niet altijd groot zijn (gemiddeld 15%). De laatste jaren zijn de procedures steeds verder gestructureerd en gestroomlijnd. Veel subsidiegevers werken nu met vergelijkbare aanmeldings- en beoordelingsprocedures. De aanvragen dienen op standaardformulieren te worden ingevuld die vaak via het internet of per e-mail moeten worden ingediend.

Om de grote hoeveelheid aanvragen beter te kunnen verwerken, is de aanmeldingsprocedure bij een aantal belangrijke subsidiegevers (NWO en ZonMw) in twee fasen gesplitst. De eerste aanvraag bestaat uit een vooraanmelding, waarin een samenvatting van het onderzoek wordt gegeven en verder aandacht wordt geschonken aan de aanvrager zelf (samenstelling van de projectgroep, relevante publicaties, vooronderzoek). Na beoordeling mag een deel van de vooraanmeldingen worden uitgewerkt tot een volledige subsidieaanvraag. Het is overigens toegestaan om meerdere subsidiegevers tegelijk aan te schrijven, mits de gelijktijdige aanvraag netjes wordt gemeld aan de diverse partijen.

Ethische aspecten

Wanneer mensen of proefdieren bij wetenschappelijk onderzoek worden betrokken, spelen juridische en ethische aspecten een rol. Voor experimenten met dieren bestaat een aparte wet- en regelgeving. De regelgeving voor wetenschappelijk onderzoek bij mensen is van de grond gekomen naar aanleiding van de Neurenbergprocessen, waarin Duitse wetenschappers werden berecht die verdacht werden van het uitvoeren van gruwelijke experimenten met gevangenen gedurende de Tweede Wereldoorlog. Er werd een code ontwikkeld waarin vooral de vrijwilligheid van deelname aan medisch onderzoek werd beschreven. Deze code is door de Wereld Gezondheidsorganisatie (WHO) verder uitgewerkt en staat bekend als de Verklaring van

Helsinki (1989). Inmiddels zijn internationale ethische richtlijnen voor medisch onderzoek opgesteld, gebaseerd op drie grondbeginselen: respect voor de persoonlijke autonomie en bescherming van kwetsbaren (kinderen, ouderen, zwangeren, verstandelijk gehandicapten), optimaliseren van de verhouding tussen het belang van wetenschappelijk onderzoek voor de maatschappij en de risico's voor de deelnemers, en rechtvaardige verdeling van de voor- en nadelen van medisch-wetenschappelijk onderzoek over een bevolking (nieuwe behandeltechnieken zouden bijvoorbeeld niet alleen ten goede mogen komen aan het rijke deel van de samenleving) (Leenen & Geevers, 2000).

In Nederland worden deze principes bewaakt via de Wet Medisch-wetenschappelijk Onderzoek met mensen. Volgens deze wet dient medisch onderzoek op ethische toelaatbaarheid te worden beoordeeld. Deze beoordeling is opgedragen aan 37 erkende METc's. De Centrale Commissie Mensgebonden Onderzoek (CCMO) houdt toezicht op hun werkzaamheden (<www.ccmo.nl>). De 'informed consent'-procedure is een belangrijk onderdeel van het voorstel. Een patiënt kan pas deelnemen aan onderzoek nadat schriftelijk in begrijpelijke taal informatie over het onderzoek is verstrekt. In de informatiebrief moeten alle procedures van het onderzoek worden beschreven, inclusief alle risico's en ongemakken, en dient duidelijk te worden gemaakt dat alle gegevens vertrouwelijk worden behandeld. Bovendien moet duidelijk zijn dat de deelnemer op elk moment kan stoppen met deelname, zonder dat dit consequenties heeft voor de kwaliteit van de medische zorg. Voorbeelden van informatiebrieven zijn vaak te vinden op de websites van Medisch-Ethische Toetsingscommissies (bijvoorbeeld <www.vumc.nl/METc/index.html>).

BEVEILIGING VAN ONDERZOEKSGEGEVENS

Onderzoekers krijgen te maken met privacygevoelige gegevens. De onderzoeker moet kunnen garanderen dat deze gegevens beschermd worden en niet voor andere doeleinden kunnen worden gebruikt. Zogeheten NAW-gegevens (naam, adres, woonplaats) moeten worden losgekoppeld van de gegevens die in het kader van het project worden verzameld, zodat deze anoniem kunnen worden geanalyseerd. Persoonlijke gegevens dienen achter slot en grendel te worden bewaard. Al deze richtlijnen brengen nogal wat administratieve beslommeringen met zich mee. Het is echter belangrijk dat onderzoekers deze regelgeving zo goed mogelijk in acht nemen, om het recht

van het individu te beschermen ten opzichte van dat van de wetenschap en samenleving.

> In het schouderonderzoek werden de deelnemers door hun
> huisarts op de hoogte gebracht van het project en voorzien van
> schriftelijke informatie. Indien zij belangstelling hadden voor
> deelname werd een afspraak met de onderzoeksmedewerkers
> gemaakt. Op het onderzoekscentrum werd het project nog-
> maals uitgebreid toegelicht en konden vragen worden gesteld.
> Pas daarna werd definitief besloten of werd deelgenomen aan
> het onderzoek. Zes potentiële deelnemers besloten op dat mo-
> ment niet deel te nemen, in de meeste gevallen omdat men een
> sterke voorkeur had voor een van beide interventies. Deze pa-
> tiënten werden terugverwezen naar de huisarts. De resultaten
> van vragenlijsten en onderzoeksformulieren werden losgekop-
> peld van NAW-gegevens en anoniem geanalyseerd.

Praktische problemen tijdens het uitvoeren van een onderzoek

INSTROOM VAN DEELNEMERS

Een goede instroom van deelnemers is onmisbaar voor het welslagen
van een onderzoek, maar gaat helaas vaak gepaard met problemen.
Het schouderonderzoek vormde hierop geen uitzondering. Ondanks
goede voorbereidingen lijkt het aantal beschikbare potentiële deelnemers tijdens de looptijd van het onderzoek vaak erg tegen te vallen.
Dit verschijnsel wordt de Wet van Lasagna genoemd (Spilker, 1991).

> Voorafgaand aan het schouderonderzoek werd in 11 huisarts-
> praktijken een observationeel onderzoek naar schouderklach-
> ten uitgevoerd. Het onderzoek leverde informatie op die zeer
> bruikbaar was bij de voorbereidingen voor de trial. Zo bleek
> een huisarts met een praktijk van gemiddelde omvang jaarlijks
> circa 4 nieuwe patiënten met een capsulair syndroom te zien.
> Gezien het feit dat aan de RCT 60 huisartsen meewerkten en er
> 18 maanden beschikbaar waren voor de instroom, leek het
> geen probleem de benodigde 120 deelnemers te rekruteren,

zelfs wanneer rekening werd gehouden met forse non-respons
en uitsluiting bij definitieve selectie.

Voor het uitvoeren van een vooronderzoek zoals in de casus zal
slechts in weinig gevallen tijd of geld beschikbaar zijn. Een realistische schatting van het aantal potentiële deelnemers is echter onont-
beerlijk voor elke RCT. Deze schatting kan gemaakt worden op basis
van gegevens uit de literatuur of op basis van resultaten van epide-
miologische registraties, zoals de tweede Nationale Studie van het
NIVEL (Van der Linden et al., 2004), het Transitieproject (Okkes et
al., 1998) of de gegevens van het 'BEEF'-project (Van der Valk et al.,
1995; Roebroek et al., 1995). Een andere bruikbare methode is, enkele huisartsen of fysiotherapeuten gedurende enige maanden te vragen om elke patiënt te turven die in aanmerking zou kunnen komen
voor het onderzoek, zonder daadwerkelijk om toestemming te vragen. Deze methode vergt niet veel tijd of administratie, maar weer-
spiegelt wel de beschikbaarheid van deelnemers.

Na de start van het schouderonderzoek werden 203 patiënten
verwezen naar een van de onderzoekscentra door 48 van de 60
deelnemende huisartsen. Van de patiënten voldeden er 94 niet
aan de selectiecriteria en zij werden niet ingesloten. In de
meeste gevallen (n = 74) kon de fysiotherapeut-onderzoeker de
diagnose capsulair syndroom niet bevestigen. Voorgaand onderzoek had inderdaad laten zien dat de diagnostiek van schouderklachten niet eenvoudig is, en dat huisartsen en fysiotherapeuten vaak van mening verschillen over de specifieke medische diagnose (Liesdek et al., 1997). De instroom van deelnemers werd uiteindelijk na 20 maanden afgesloten, nadat 109
patiënten waren geworven voor het onderzoek. Figuur 6-1 geeft
de daadwerkelijke instroom van deelnemers per maand weer,
evenals het niveau van de verwachte instroom (ongeveer 7 patiënten per maand). Na een succesvolle eerste maand liep de
instroom in de meeste maanden iets achter op de planning.
De 109 deelnemers werden ingesloten door 39 van de 60 huisartsen. Elf huisartsen waren zeer actief en wierven gezamenlijk
meer dan de helft van de totale onderzoekspopulatie (57 pa-

tiënten). Dit kan deels het gevolg zijn van een (toevallig) groter aanbod van potentiële deelnemers in deze praktijken, maar zal ook te maken hebben met een grotere belangstelling en motivatie voor het onderhavige project. Het lijkt niet goed mogelijk om voorafgaand aan een onderzoek de therapeuten of artsen te selecteren die uiteindelijk de meest actieve of gemotiveerde medewerkers zijn.

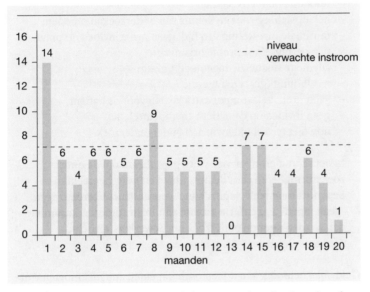

Figuur 6-1 Instroom per maand van deelnemers aan het schouderonderzoek.

BEREIDHEID VAN PROFESSIONALS IN DE
GEZONDHEIDSZORG OM MEE TE WERKEN AAN
ONDERZOEK

Artsen of therapeuten kunnen om verschillende redenen belangstelling hebben voor deelname aan wetenschappelijk onderzoek (Borgiel et al., 1989; Kaner et al., 1998; Plane et al., 1998; Spilker, 1991; Ward et al., 1999). De onderzoeksvraag dient relevant te zijn, en de uiteindelijke resultaten bruikbaar voor de dagelijkse praktijk. Artsen of therapeuten met belangstelling voor onderzoek en kennis van onderzoeksmethoden zullen sneller geïnteresseerd zijn in deelname. Tevens zal het verkrijgen van medewerking succesvoller verlopen wanneer een bekende collega betrokken is bij het onderzoek en de relevantie van het project onderschrijft. Voorts is het belangrijk dat het onderzoek goed georganiseerd is, met heldere richtlijnen, eenvoudige formulieren en (zo veel mogelijk) korte vragenlijsten.

Redenen waarom artsen of therapeuten belangstelling kunnen hebben voor deelname aan onderzoek:
- relevante onderzoeksvraag;
- belangstelling voor en kennis van onderzoeksmethoden;
- minimale investering van tijd, geen grote invloed op praktijkvoering, 'fool-proof'-organisatie;
- adequate financiële tegemoetkoming;
- nascholing (geaccrediteerd);
- geen grote belasting of extra kosten voor de patiënt;
- geen invloed op de patiënt-therapeutrelatie;
- nog niet te veel tijd kwijt aan ander onderzoek.

In het schouderonderzoek werd geprobeerd om de onderzoeksformulieren voor de huisartsen en fysiotherapeuten te beperken tot enkele pagina's met voorgestructureerde vragen (geen 'open' vragen). De meeste administratieve werkzaamheden werden door de onderzoeksmedewerkers verricht.

Geldelijke beloning van artsen of therapeuten zou niet moeten worden gebruikt om medewerking aan onderzoek aan te moedigen, maar een reële financiële vergoeding van (extra) werkzaamheden kan worden aangeboden. De 'informed consent'-procedure, extra therapie, of het invullen van formulieren kunnen tijdrovend zijn en de praktijkvoering nadelig beïnvloeden. Het verzorgen van een aanvullende training of nascholing wordt vaak gewaardeerd, zeker wanneer hiervoor accreditering bij de beroepsvereniging wordt aangevraagd. Ten slotte zullen artsen en therapeuten het op prijs stellen wanneer een onderzoek weinig belastend is voor de patiënt. In het schouderonderzoek werd ervoor gezorgd dat de onderzoekscentra op een gunstige locatie werden ingericht en werden reiskosten in het kader van het onderzoek aan de patiënten vergoed.

STIMULEREN VAN DE INSTROOM TIJDENS DE UITVOERING VAN HET ONDERZOEK

Ondanks uitgebreide voorbereidingen en een groot aantal onderzoeksmedewerkers, kan de uiteindelijke instroom van deelnemers tegenvallen. Het is noodzakelijk om te achterhalen of dit probleem gerelateerd is aan het onderzoeksprotocol, aan de patiënten of aan de onderzoeksmedewerkers.

In het schouderonderzoek werd halverwege de instroomperiode een korte vragenlijst gestuurd naar de huisartsen, waarin gevraagd werd naar mogelijke redenen voor het niet verwijzen van potentiële deelnemers. De vragenlijst werd geretourneerd door 41 van de 60 huisartsen. Frequent genoemde redenen waren: te druk, vergeten, of de overtuiging dat een specifieke patiënt meer baat had bij één van beide behandelingen.

Er kunnen verschillende maatregelen worden genomen om de instroom te stimuleren (Huibers et al. 2002; Spilker, 1991; Sutton-Tyrrell et al., 1996)

- Verhoog de motivatie van de onderzoeksmedewerkers:
  · schrijf nieuwsbrieven;
  · bezoek deelnemende praktijken;
  · presenteer de voortgang van het project tijdens informele bijeenkomsten;
  · snelle en adequate respons op problemen en vragen van alle medewerkers;
  · verstuur kleine cadeautjes als reminders;
  · zorg voor flexibele onderzoeksprocedures.
- Verminder de belastende ingrediënten van het protocol: verwijder lastige tests of vragenlijsten.
- Gebruik andere (meer directe) methoden om patiënten te benaderen (affiches in wachtkamers, advertenties in huis-aan-huisbladen, enzovoort). De patiënten worden geadviseerd contact op te nemen met hun huisarts, waarna de selectieprocedure op gelijke wijze wordt uitgevoerd.
- Verleng de instroomperiode of vergroot het aantal deelne-

mende praktijken. In het schouderonderzoek werden alle deelnemende huisartsen en fysiotherapeuten op de hoogte gebracht van de voortgang van het onderzoek door middel van een maandelijkse nieuwsbrief (*Schoudervulling*) en werden halfjaarlijkse bezoekjes aan de praktijken afgelegd. Het is belangrijk om niet alleen de artsen of therapeuten te informeren, maar ook praktijkassistenten en administratief personeel, aangezien dit vaak de contactpersonen voor de onderzoeksmedewerkers zijn. Zij beantwoorden de vele vragen over patiënten, formulieren en behandelafspraken. Voor alle betrokkenen moet het onderzoeksprotocol glashelder zijn, en dienen ook de redenen voor het uitvoeren van de diverse procedures (zoals randomisatie of blindering) te worden toegelicht.

Alle vragen van patiënten, artsen en therapeuten betreffende onderzoeksprocedures, selectiecriteria, uitkomstmetingen, enzovoort dienen snel en adequaat te worden beantwoord, wat betekent dat de onderzoeker tijdens kantooruren goed bereikbaar moet zijn. Wanneer patiënten worden uitgesloten van deelname is het gewenst een kopie van de resultaten van het lichamelijk onderzoek, inclusief de redenen voor uitsluiting, naar de verwijzer te sturen. Onderzoeksprocedures moeten flexibel zijn.

Zo werden in het schouderonderzoek effectmetingen bij patiënten thuis uitgevoerd indien zij niet in staat waren om naar het onderzoekscentrum te komen, of werden afspraken in de avonduren gemaakt. Voor enkele praktijken werden de procedures aangepast om aansluiting met de gebruikelijke praktijkvoering mogelijk te maken.

UITVAL

Ook na aanvang van het onderzoek kunnen deelnemers natuurlijk beslissen om hun onderzoeksdeelname te staken. Wanneer het aantal uitvallers klein is, bijvoorbeeld maximaal 10% in elke interventiegroep, hoeft de uitval de uitkomsten van het onderzoek niet ernstig te beïnvloeden. Wanneer de reden van uitvallen echter te maken heeft met de interventie en in één van de groepen aanzienlijk groter is (selectieve uitval), dan is de kans op vertekening van de uitkomsten ('bias') aanzienlijk. Dit kan bijvoorbeeld het geval zijn wanneer deelnemers zich terugtrekken omdat een interventie te veel bijwerkingen met zich meebrengt of wanneer de behandeling als onvoldoende effectief wordt ervaren. Wanneer deze deelnemers niet worden meegenomen in de analyse zullen de effecten van deze interventie gunstiger lijken dan in werkelijkheid het geval is. Daarom is het van belang om bij het uitvallen van een deelnemer gegevens te verzamelen over de reden voor uitval en, indien mogelijk, het verdere beloop van klachten te volgen. Het moge duidelijk zijn dat dit eveneens de reden is waarom deelnemers die uitvallen niet eenvoudig vervangen kunnen worden door het insluiten van een paar nieuwe patiënten.

In het schouderonderzoek staakte een deelnemer zijn deelname direct na aanvang van het onderzoek. Er bleek alsnog een sterke voorkeur voor één van de interventies te bestaan en de patiënt weigerde de toegewezen behandeling. Gepoogd werd de metingen nog enige tijd (per post) voort te zetten. Dit bleek na enkele weken niet langer mogelijk. De uitval in het schouderonderzoek bleef in totaal beperkt tot zes deelnemers, van wie de meesten hun deelname pas na zes maanden staakten. Vier van deze zes hadden voorafgaand aan hun uitval al volledig herstel gerapporteerd.

AFWIJKINGEN VAN HET BEHANDELPROTOCOL

Afwijkingen van het behandelprotocol ('non-compliance' of onvoldoende therapietrouw) zijn problematisch omdat de gevonden uitkomsten niet langer zijn toe te schrijven aan de behandeling volgens protocol. De interpretatie van de uitkomsten van het onderzoek worden bemoeilijkt. Ook hierbij kunnen de redenen gerelateerd zijn aan het onderzoeksprotocol, of aan de inhoud, bijwerkingen of effecten van de interventie. De ernst van de aandoening kan eveneens een rol spelen. Deelnemers met zeer milde of juist ernstige vormen van de aandoening zijn vaak minder geneigd alle behandelsessies bij te wonen of alle adviezen op te volgen. Indien therapietrouw van groot belang is voor het onderzoek, zoals voor het bestuderen van de effecten van oefentherapie, kan een 'run-in'- of 'baseline'-periode in het onderzoek worden ingebouwd. Patiënten worden in dit geval pas definitief ingesloten in het onderzoek wanneer gedurende een periode van bijvoorbeeld twee weken voorafgaand aan de start van het onderzoek is gebleken dat een patiënt zich goed aan het protocol kan houden.

Ook onderzoeksmedewerkers kunnen natuurlijk afwijken van het protocol, bijvoorbeeld wanneer een behandelaar van mening is dat de behandeling volgens protocol niet geschikt is voor een bepaalde patiënt. Een deelnemer wordt overigens niet automatisch uitgesloten wanneer de spelregels niet geheel zijn gevolgd. De aard van de afwijkingen van het protocol en de redenen hiervoor moeten wel nauwkeurig worden bijgehouden, zodat het mogelijk is om de invloed van de afwijkingen van het protocol op de resultaten van het onderzoek te bestuderen.

In het schouderonderzoek was sprake van enkele afwijkingen van het onderzoeksprotocol die met name te maken hadden met de ernst van de aandoening. Vijf patiënten ontvingen een corticosteroïdinjectie naast fysiotherapeutische behandeling. Eén deelnemer kreeg fysiotherapie naast injectietherapie door de huisarts. Twee deelnemers herstelden zeer snel na randomisatie en behandeling bleek niet eens noodzakelijk. Ten slotte kon de fysiotherapeutische behandeling bij enkele deelnemers niet binnen zes weken worden afgerond, wegens ziekte of vakantie. De invloed van de afwijkingen van het protocol op de resultaten van het onderzoek zijn bestudeerd door twee aparte analyses uit te voeren: één analyse waarin alle deelnemers werden meegenomen, ingedeeld volgens de interventiegroep waaraan ze na randomisatie waren toegewezen ('intention-to-treat'-analyse), en één analyse waarbij de twaalf deelnemers die waren afgeweken van het protocol werden uitgesloten ('per protocol'-analyse). De twee analyses bleken vrijwel gelijke resultaten op te leveren, voor alle uitkomstmaten.

Publiceren

De resultaten van een onderzoek kunnen op diverse manieren open-
baar worden gemaakt: door middel van een stageverslag, boek,
proefschrift, rapport voor de subsidiegevers, congresbijdrage, tijd-
schriftartikel of via het internet. Het is een goed gebruik om daarnaast de onderzoeksdeelnemers door middel van een kort en begrijpelijk verslag van de onderzoeksresultaten op de hoogte te brengen.
Het publiceren van onderzoeksresultaten is belangrijk. Vergroting
van de kennis van vakgenoten, die uiteindelijk zal moeten leiden tot
een verbetering van de zorg voor patiënten, is tenslotte een belangrijk doel van wetenschappelijk onderzoek. Het kan zelfs als onethisch worden beschouwd om de resultaten van patiëntgebonden
onderzoek in een la te laten liggen.
Het publiceren van onderzoeksresultaten is tevens van belang voor
individuele onderzoekers en onderzoeksinstituten, aangezien publicaties vaak worden gezien als een afspiegeling van de prestaties en
kwaliteiten van een onderzoeker of instituut. De carrière van een onderzoeker en de verstrekking van subsidiegelden is deels afhankelijk
van het aantal en de aard van de publicaties ('publish or perish').
Publicaties in internationale tijdschriften worden meestal hoger aan-
geslagen dan publicaties in nationale periodieken. Publicatie in eigen
land, in tijdschriften die door collega's worden gelezen, heeft echter
regelmatig de voorkeur. De laatste jaren worden onderzoekers steeds
vaker aangemoedigd om relevante resultaten die aanvankelijk in En-
gelstalige 'journals' zijn verschenen, tevens aan te bieden aan nationale tijdschriften, zoals het *Nederlands Tijdschrift voor Fysiotherapie, Fysiopraxis, Nederlands Tijdschrift voor Geneeskunde, Revalidata* of *Huisarts en
Wetenschap*. Aangezien dubbelpublicatie in principe niet is toegestaan, zal toestemming van de uitgevers van de oorspronkelijke publicatie moeten worden verkregen, en dient naar deze publicatie te
worden verwezen.

Het schrijven van een goed onderzoeksrapport of artikel is niet eenvoudig en kost veel tijd, maar het is een vaardigheid die kan worden
aangeleerd. Er zijn diverse boeken en artikelen verschenen die een
handleiding geven voor het schrijven van een artikel of onderzoeksverslag (Hall, 2003; Van den Heuvel, 2004; Burnard, 1995; Burnard,
1997).

Het is belangrijk goed na te denken over de doelgroep en de aard van de publicatie. Zo zal een artikel voor een tijdschrift een andere inhoud en schrijfstijl vereisen dan een eindrapport voor een subsidiegever. Tevens geldt dat een manuscript bestemd voor een methodologisch getint tijdschrift (zoals *Contemporary Clinical Trials*) een andere aanpak vergt dan een vakinhoudelijk tijdschrift (zoals *Physical Therapy*). Een goede afstemming van manuscript op doelgroep zal de kans op publicatie vergroten, en de belangstelling van de lezers versterken.

Vooral bij het schrijven van een artikel is het van belang om het manuscript kort en zakelijk te houden. Veel tijdschriften hanteren zelfs een maximale lengte voor manuscripten; meestal ligt die tussen 2000 en 3000 woorden (exclusief samenvatting, tabellen, figuren en literatuurverwijzingen). De voorschriften voor het aanbieden van een manuscript worden met enige regelmaat gepubliceerd, vaak in de eerste editie van een jaargang. Van veel internationale medische tijdschriften zijn deze richtlijnen eenvoudig verkrijgbaar via de volgende website:

<southmed.usouthal.edu/library/auth-ins.htm>.

Deze voorschriften vertoonden vroeger grote variatie tussen het ene tijdschrift en het andere. Inmiddels zijn uniforme richtlijnen geformuleerd die kunnen worden gehanteerd bij het aanbieden van een manuscript aan een groot aantal (para)medische tijdschriften (Uniform Requirements for Manuscripts, <www.icmje.org>). Sinds januari 1997 moet bij een groot aantal tijdschriften een verslag van een RCT bovendien voldoen aan de richtlijnen van het CONSORT -statement (zie hoofdstuk 5). Er zijn eveneens richtlijnen ontwikkeld voor het schrijven van een artikel over diagnostisch onderzoek (STARD), systematische reviews (QUORUM en MOOSE), en observationeel onderzoek (STROBE): <www.consort-statement.org/Initiatives/complements.htm>.

PROCEDURES

De aanbieding van een manuscript aan een tijdschrift wordt meestal gevolgd door een beoordelingsprocedure. Slechts zelden wordt een artikel op uitnodiging geschreven en zonder externe beoordeling geaccepteerd. Dit betreffen meestal 'editorials' of overzichtsartikelen.

Een manuscript wordt meestal eerst door een van de 'editors' van het tijdschrift beoordeeld. Aanleiding tot afwijzing van een manuscript in deze fase geeft meestal de relevantie van het onderwerp: de editor acht het artikel onvoldoende relevant voor zijn/haar lezers. Wanneer deze horde met succes is genomen, wordt het artikel ter beoordeling naar twee of drie referenten gestuurd. Deze 'peer review' door vakgenoten wordt bij sommige tijdschriften blind uitgevoerd (bijvoorbeeld bij het *Nederlands Tijdschrift voor Fysiotherapie*). De namen en adressen van de auteurs worden hiervoor verwijderd van het te beoordelen manuscript. Het resultaat van de beoordeling kan meestal binnen een periode van drie weken tot drie maanden tegemoet worden gezien en kan inhouden:

– het artikel wordt afgewezen;
– het artikel mag na herschrijving op basis van het referentencommentaar opnieuw worden ingediend;
– het artikel wordt geaccepteerd, mits aan enkele op- en aanmerkingen van de referenten tegemoet wordt gekomen;
– het artikel wordt zonder meer geaccepteerd.

De meeste manuscripten vallen een beoordeling uit de tweede of derde categorie ten deel. Na herziening wordt het manuscript opnieuw beoordeeld, waarna acceptatie voor publicatie al dan niet plaatsvindt. De kans op publicatie varieert enorm tussen tijdschriften, van zeer laag ($< 10\%$) bij de grote internationale medische tijdschriften (*Lancet, JAMA, New England Journal of Medicine, BMJ*) tot meer dan 70% bij enkele nationale vakinhoudelijke tijdschriften. Indien een manuscript is afgewezen, kan het opnieuw worden aangeboden aan een ander tijdschrift, dat wellicht betere kansen op publicatie biedt. Het is niet toegestaan om hetzelfde manuscript gelijktijdig bij meerdere tijdschriften in te dienen. (Het auteursrecht op een manuscript wordt namelijk overgedragen aan de uitgever van het desbetreffende tijdschrift.) Bij wijze van vuistregel geldt dat publicaties over hetzelfde onderzoek niet meer dan 10% overlap mogen vertonen.

Publiceren is een tijdrovende aangelegenheid. Het proces van indienen, beoordeling, herzien, acceptatie (of niet, en dan opnieuw indienen), wachten op drukproeven en publicatie kan maanden in beslag nemen. Het proces is de laatste jaren wel aanzienlijk sneller geworden, doordat het indienen en beoordelen van manuscripten niet meer via de post, maar via websites plaatsvindt en strengere deadlines aan referenten worden gesteld. Bovendien stellen steeds meer tijdschriften zo snel mogelijk een onlineversie van een geaccepteerd artikel beschikbaar.

Publiceren van onderzoeksresultaten is gewenst en noodzakelijk, maar ook een leerzaam en dankbaar proces. De publicatie vormt tenslotte de neerslag van al het werk dat de voorbereidingen en de praktische uitvoering van het onderzoek met zich mee heeft gebracht, en geeft bekendheid aan onderzoeksresultaten die wellicht uiteindelijk een verbetering van zorg kunnen betekenen.

Literatuur

Borgiel AEM, Dunn EV, Lamont CT, MacDonald PJ, Evenson MK, Bass MJ, Spasoff RA, Williams JI, Recruiting family physicians as participants in research. Family Practice 1989;6:168-172.

Buchbinder R, Green S, Youd JM. Corticosteroi injection for shoulder pain. Cochrane Database Syst Rev 2003;(1):CD004016.

Burnard P. Writing for publication. A guide for those who must. Nurse Education Today 1995; 15:117-120.

Burnard P. Where do I begin: writing for publication. Accident & Emergency Nursing 1997;5:226-229.

Declaration of Helsinki, 41th World Medical Assembly, Hongkong, 1989.

Green S., Buchbinder R, Hetrick S. Physiotherapy interventions for shoulder pain. Cochrane Database Syst Rev 2003;(2):CD004258.

Hall GM. How to write a paper. [3rd ed] BMJ Publishing Group: Londen, 2003.

Heemskerk MAMB, Aarst M van, Windt DAWM van der. De reproduceerbaarheid van het meten van de passieve beweeglijkheid van de schouder met de EDI-320 digitale hoekmeter. Ned T Fysiother 1997;107:146-149.

Heuvel JHJ van den. Hoe schrijf ik een scriptie of these. Lemma: Utrecht, 2004.

Heijden GJMG van der, Windt DAWM van der, Kleijnen J, Koes BW, Bouter LM. The efficacy of steroid injections for shoulder disorders: a systematic review of randomized clinical trials. British Journal of General Practice 1996;46:309-16.

Heijden GJMG van der, Windt DAWM van der, Winter AF de. Physiotherapy for soft-tissue shoulder disorders: a systematic review of randomised clinical trials. British Medical Journal 1997;315:25-30.

Heijden GJMG van der, Leffers P, Bouter LM. Shoulder disability questionnaire: design and responsiveness of a functional status measure. Journal of Clinical Epidemiology 2000;53:29-38.

Huibers M, Windt DAWM van der, Boeke AJP. De deelname van huisartsen aan wetenschappelijk onderzoek: problemen en oplossingen. Huisarts & Wetenschap 2002;45:454-458.

Kaner EFS, Haighton CA, McAvoy BR. 'So much post, so busy with practice, so no time!': a telephone survey of general practitioners' reasons for not participating in postal questionnaire surveys. Br J Gen Pract 1998;48:1067-1069.

Leenen HJJ, Gevers JKM. Handboek Gezondheidsrecht. Deel 1: Rechten van mensen in de gezondheidszorg. Houten: Bohn Stafleu van Loghum, 2000.

Liesdek C, Windt DAWM van der, Koes BW, Bouter LM. Soft-tissue disorders of the shoulder: a study of inter-observer agreement between general practitioners and physiotherapists and an overview of physiotherapeutic treatment. Physiotherapy 1997;83:12-17.

Linden MW van der, Westert GP, Bakker DH de, Schellevis FG. Tweede Nationale Studie naar ziekten en verrichtingen in de huisartspraktijk. Klachten en aandoeningen in de bevolking en in de huisartsenpraktijk. Utrecht/Bilthoven: NIVEL/ RIVM, 2004.

Okkes IM, Oskam SK, Lamberts H. Van klacht naar diagnose. Episodegegevens uit de huisartspraktijk. Uitgeverij Bussum: Coutinho, 1998.

Plane MB, Beasley JW, Wiesen P, McBride P, Underbakke G. Physician attitudes toward research study participation: a focus group. Wisc Med J 1998;97:49-51.

Roebroeck ME, Hutten JBF, Kerssens JJ, Dekker. De omvang van fysiotherapeutische behandeling naar verschillende patiëntcategorieën. NIVEL: Utrecht, 1995.

Spilker B. Patient recruitment. In: Guide to clinical trials. Raven Press: New York, 1991: 85-92.

Sutton-Tyrrell K, Crow S, Hankin B, Trudel J, Faille C. Communication during the recruitment phase of a multicenter trial: the recruitment hotline. Controlled Clinical Trials 1996;17:415-422.

Valk RWA, Dekker J, Boschman M. Basisgegevens Extramurale Fysiotherapie 1989-1992. Gegevens uit het project Beleidsgericht Evaluatie- en Effectonderzoek Extramurale Fysiotherapie (BEEF). NIVEL: Utrecht, 1995.

Ward E, King M, Lloyd M, Bower P, Friedli K. Conducting randomized trials in general practice: methodological and practical issues. Br J Gen Pract 1999;49:919-922.

Weel C van. Functional status in primary care: COOP/WONCQA charts. Disability and Rehabilitation 1993;15:96-101.

Windt DAWM van der, Aarst M van, Heemskerk MAMB, Koes BW, Bouter LM. Practical aspects of conducting a randomised pragmatic trial in primary care: patient recruitment and outcome assessment. Br J Gen Pract 2000;50:371-374.

Windt DAWM van der, Koes BW, Boeke AJP, Devillé W, Jong BA de, Bouter LM. Corticosteroid injections versus physiotherapy for painful stiff shoulder in primary care: randomised trial. British Medical Journal 1998;317:1292-1296.

Winter AF de, Jans MP, Scholten RJPM, Wolf NA de, Schaardenburg D van, Bouter LM. Diagnostic classification of shoulder disorders: inter-observer agreement and determinants of disagreement. Ann Rheum Dis 1999;58:272-277.

Zee K van der, Sanderman R. Het meten van de algemene gezondheidstoestand met de RAND-36 – een handleiding. Noordelijk Centrum voor Gezondheidsvraagstukken Rijksuniversiteit Groningen: Groningen, 1994.

Opdrachten

De volgende opdracht is vooral geschikt voor bespreking in een werkgroep. Aan de hand van een fictief onderzoeksvoorstel moet worden nagedacht over praktische problemen bij het opzetten en uitvoeren van een onderzoek. Van duidelijk 'goede' of 'foute' antwoorden zal eigenlijk geen sprake zijn. De opdracht gaat over het voorkómen van nieuwe klachten bij sporters met recent enkelbandletsel. De onderzoeksvraag luidt:

Is een oefenprogramma effectiever dan gebruik van een enkelbrace in de preventie van recidiverende klachten en nieuwe blessures bij mensen met recent enkelbandletsel?

Stel, u wordt uitgenodigd om een protocol voor dit onderzoek (RCT) te schrijven. Op basis van de literatuur verwacht u dat ongeveer 30% van de mensen met enkelbandletsel, na aanvankelijk herstel, binnen twee jaar een nieuwe blessure oploopt (fictieve gegevens). U verwacht niet veel heil van het aanbieden van een enkelbrace, maar u hoopt dit recidiefpercentage te kunnen halveren tot 15% door een goed oefenprogramma aan te bieden.

U wilt zeker weten dat u voldoende deelnemers bij het onderzoek betrekt en raadpleegt een statisticus. De statisticus laat u aan de hand van een berekening zien dat u in elke interventiegroep circa 150 patiënten nodig heeft om het verschil van 15% met statistische significantie te kunnen aantonen. Dat betekent dat u in totaal 300 mensen met recent enkelbandletsel bij uw onderzoek moet betrekken!

1   Denk na over de mogelijkheden om aan 300 geschikte deelnemers te komen. Waar haalt u uw deelnemers vandaan? Wat zijn de voor- en nadelen van de verschillende methoden?

Bij alle 300 deelnemers wordt de blessure gedurende de eerste twee weken op dezelfde wijze behandeld met rust, ijs, hooghouden en tape, totdat de ergste pijn en zwelling zijn verdwenen. Vervolgens krijgt na randomisatie de ene helft van de deelnemers een enkelbrace (met korte instructies over het gebruik hiervan) en de andere helft een oefenprogramma, waarin gedurende zes weken stabiliserende en spierversterkende oefeningen worden gegeven en tevens uitvoerige adviezen over het opnieuw beginnen met sportieve en andere belastende activiteiten. Vanaf het moment van randomisatie worden alle deelnemers gedurende twee jaar gevolgd.

2   a   Welke uitkomstmaten zou u willen gebruiken om de effecten van het oefenprogramma en de enkelbraces te bestuderen? Wat voor vragenlijsten of instrumenten zou u gebruiken? Hoe vaak worden metingen uitgevoerd en door wie?
    b   Welke uitkomstmaten acht u het meest belangrijk (primaire uitkomstmaten)? Met andere woorden: op welke uitkomstmaten gaat u uiteindelijk uw conclusies baseren?

In het onderzoek wordt veel van de deelnemers verwacht. De instructies die bij de interventies horen dienen zo goed mogelijk te worden opgevolgd. Tevens moeten gedurende twee jaar met enige regelmaat vragenlijsten worden ingevuld en bezoekjes worden afgelegd aan het onderzoekscentrum.

3   a   Licht toe hoe uitval de resultaten van dit onderzoek zou kunnen beïnvloeden.
    b   Welke maatregelen kunnen worden genomen om de deelnemers enthousiast te houden voor het onderzoek?

U krijgt het bericht dat uw onderzoeksvoorstel met een flinke subsidie wordt beloond. U bent zelf als onderzoeker verantwoordelijk voor het opzetten van het onderzoek, het analyseren van de resultaten en het schrijven van de rapportage. Ten behoeve van de gegevensverzameling (verzenden van de vragenlijsten, selecteren

van deelnemers en uitvoeren van de metingen op het onderzoekscentrum) kunt u een administratief medewerker en een fysiotherapeut aanstellen.

4 Stel een globale planning op voor het project. Geef aan wanneer welke activiteiten zouden moeten aanvangen en hoeveel
tijd deze activiteiten ongeveer in beslag zullen nemen. Denk
aan de voorbereidingen, aan de tijd die het kost om de deelnemers te werven en aan de gegevensverzameling, die bij elke
deelnemer twee jaar zal duren.

Antwoorden

1 Er zijn verschillende mogelijkheden om potentiële deelnemers te benaderen. U zou kunnen adverteren in lokale dag-
bladen, huis-aan-huisbladen, of in de clubkrantjes van lokale sportverenigingen. Deze methode kost relatief weinig
tijd; u stelt een advertentie op en wacht vervolgens tot de
telefoon begint te rinkelen. Bovendien heeft u een goede
kans dat deze methode gemotiveerde deelnemers oplevert.
De deelnemers nemen tenslotte zelf contact op en zullen
geïnteresseerd zijn in het onderzoek. Dit kan echter ook
een nadeel zijn. Wellicht wijkt de effectiviteit van de interventies bij deze gemotiveerde deelnemers af van de effectiviteit bij de gemiddelde Nederlander met een enkelblessure,
die misschien minder zin heeft om te oefenen. De externe
validiteit van het onderzoek (generaliseerbaarheid van de
resultaten) is lastig te beoordelen.
U kunt potentiële deelnemers ook via gezondheidszorgin-
stellingen benaderen. Fysiotherapiepraktijken, huisarts-
praktijken of spoedeisende hulpafdelingen van ziekenhuizen kunnen gevraagd worden om patiënten met een enkelbandletsel naar u door te sturen. U bent voor de instroom
van deelnemers in dit geval afhankelijk van artsen, ver-
pleegkundigen en therapeuten, voor wie het onderzoek
misschien van ondergeschikt belang is.
Tevens dient u zich te realiseren dat patiënten die zich bij
een afdeling Spoedeisende hulp (SEH) melden andere kenmerken zullen hebben dan patiënten die de huisarts consul-
teren of al naar een fysiotherapeut zijn verwezen. De duur

en ernst van het letsel zal verschillend zijn. Bedenk dus vooraf op welke categorie van patiënten u het onderzoek wilt richten.

2 a De onderzoeksvraag geeft aan dat gezocht moet worden naar meetinstrumenten voor het vaststellen van recidiverende klachten en nieuwe blessures. De incidentie van nieuwe blessures kan elk halfjaar door middel van gestandaardiseerde vragenlijsten worden geïnventariseerd. U kunt vragen stellen over de oorzaak, omstandigheden, ernst, duur en behandeling van deze nieuwe letsels. U zult hierbij moeten vertrouwen op het geheugen van de deelnemer. U kunt de vragenlijsten per post versturen, maar natuurlijk ook per e-mail, of web-based vragenlijsten ontwikkelen.
Om te onderzoeken of er nog steeds, of misschien opnieuw, sprake is van klachten kunt u zich bij elke uitkomstmeting tevens richten op de ernst van klachten op dat moment, waarbij u kunt kiezen voor uitkomstmaten op het niveau van functies, activiteiten en participatie. Het raadplegen van de literatuur zal helpen bij het selecteren van relevante, reproduceerbare en valide meetinstrumenten.

b Het is belangrijk vooraf vast te stellen op basis van welke uitkomstmaten de uiteindelijke conclusies en aanbevelingen zullen worden gebaseerd. Wanneer veel metingen worden uitgevoerd zullen sommige uitkomstmaten (op basis van toeval) wel en andere uitkomstmaten geen statistisch significante resultaten laten zien. Indien vooraf geen prioriteiten worden aangegeven, komt u wellicht in de verleiding om alleen de resultaten te presenteren die statistisch significant zijn, of die beter in uw straatje passen.
De formulering van de onderzoeksvraag maakt duidelijk dat het aantal nieuwe blessures een belangrijke uitkomst is. Hierop is ook de berekening van de omvang van de onderzoekspopulatie gebaseerd. De primaire uitkomstmaat wordt derhalve het verschil in het aantal nieuwe enkelblessures tussen de twee interventiegroepen. Welke uitkomstmaten vervolgens het meest relevant zijn is na-

tuurlijk een subjectieve beoordeling. Sommigen zullen het meten van instabiliteit en zwelling belangrijk vinden. Deze metingen, die door de fysiotherapeut worden uitgevoerd, zijn 'objectiever' te noemen en kunnen zelfs geblindeerd worden uitgevoerd (wanneer de fysiotherapeut niet op de hoogte wordt gebracht van de aangeboden interventie). Anderen zullen meer waarde hechten aan de resultaten van uitkomstmaten die door de deelnemers zelf worden ingevuld (ervaren herstel, pijn, dagelijks functioneren).

3 a Uitval betekent dat deelnemers na de start van het onderzoek hun medewerking staken.
Wanneer het aantal uitvallers hoog is, en vooral wanneer het aantal uitvallers in één van de interventiegroepen groter is, kan dit de resultaten van uw enkelonderzoek beïnvloeden. In de tabel wordt dit met een getallenvoorbeeld toegelicht.

interventie	N (randomisatie)	N (na 2 jaar)	uitval	aantal recidieven
enkelbrace	150	150	0	45
oefenprogramma	150	80	70	12

Het percentage recidieven in de groep met de brace is, volgens verwachting 30% (45/150).
In de groep die het oefenprogramma heeft ontvangen zijn 70 deelnemers uitgevallen. Het aantal gerapporteerde recidieven is 12: 15% van de 80 deelnemers die aan het onderzoek zijn blijven meewerken.
Het is echter de vraag wat er met de uitvallers is gebeurd. U zou ervan uit kunnen gaan dat dit de enige recidieven in deze groep zijn: 12/150 = 8%. De resultaten blijken dan zeer gunstig voor het oefenprogramma. Als u er echter van uitgaat dat alle uitvallers geblesseerd zijn geraakt is het recidiefpercentage 12 + 70/150 = 55%, wat betekent dat de brace het veel beter doet! De waarheid zal wel ergens in het midden liggen, met een recidiefper-

centage van 15 tot 30% bij de uitvallers. Dit wat extreme
voorbeeld laat zien dat het erg belangrijk is om uitval zo
veel mogelijk te voorkomen. De interpretatie van de resultaten wordt er niet eenvoudiger op wanneer blijkt dat
de gegevens van veel deelnemers ontbreken.

b Enkele voorbeelden van methoden om uw deelnemers
gemotiveerd te houden zijn:
- zorg ervoor dat het onderzoek zo min mogelijk tijd
kost, niet te belastend is, en de vragenlijsten eenvoudig zijn in te vullen;
- zorg voor heldere procedures en een goede organisatie;
- houd de deelnemers op de hoogte via nieuwsbrieven;
- bied de deelnemers een klein aandenken aan na een
bezoek aan het onderzoekscentrum, of zorg voor een
reiskostenvergoeding;
- reageer snel en adequaat op vragen en opmerkingen
van deelnemers;
- zorg voor enthousiaste onderzoeksmedewerkers,
zodat de deelnemers met plezier het onderzoekscentrum bezoeken.

4 Een voorbeeld van een planning staat in de volgende tabel.

activiteit	periode	duur
benaderen van huisartsen of SEH-afdelingen	jan-apr 2007	4 maanden
aanstellen en inwerken van onder-zoeksmedewerkers	mrt-juni 2007	3 maanden
locatie vinden, onderzoekscentrum inrichten	apr-juni 2007	3 maanden
alle betrokkenen instrueren	juni 2007	1 maand
vragenlijsten en onderzoeksformulie-ren maken	jan-apr 2007	4 maanden
gegevensbeheer voorbereiden, in-voerschermen, enz.	mrt-mei 2007	3 maanden
pilotstudies	mei-juni 2007	2 maanden

activiteit	periode	duur
instroom van deelnemers, voorme-ting, randomisatie	juli 2006-dec 2007	18 maanden
interventies uitvoeren en follow-up (2 jaar)	juli 2006-dec 2009	42 maanden
analyse en rapportage	jan-dec 2010	12 maanden

De totale looptijd van het project is vijf jaar volgens deze plan-ning; van januari 2006 tot en met december 2010. De voorbe-reidingen kosten zes maanden. De gegevensverzameling duurt 3,5 jaar (anderhalf jaar instroom, de laatste deelnemer is pas twee jaar later klaar). Voor de analyse van de gegevens en het schrijven van de artikelen wordt een jaar uitgetrokken.

Voor een aantal werkzaamheden is de tijdsinvestering moeilijk te schatten. Dit geldt bijvoorbeeld voor de tijd die nodig is om de 300 deelnemers te rekruteren. Probeer voorafgaand aan de studie op basis van registratiesystemen in te schatten hoeveel potentiële deelnemers de huisarts of de SEH-afdeling bezoe-ken met een enkelbandletsel. Houd rekening met aanvullende selectiecriteria en met het feit dat lang niet alle patiënten mee willen werken. Vervolgens kan een schatting worden gemaakt van het aantal praktijken of afdelingen dat bij het onderzoek moet worden betrokken om de rekrutering binnen de gestelde tijd af te ronden. Wanneer het, bijvoorbeeld, belangrijk is om het onderzoek binnen 4 jaar af te ronden, kan worden gepro-beerd om de rekrutering sneller af te ronden door meer ge-zondheidsinstellingen bij het project te betrekken.

Bijlage Zoeken in PubMed

Wanneer u PubMed opstart (adres: www.pubmed.gov) ziet u op uw scherm:

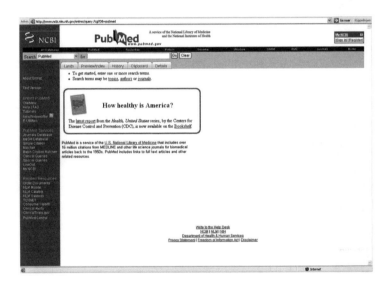

Clinical Queries

Er zijn verschillende manieren om in PubMed te zoeken. We beginnen met *Clinical Queries*, een snelle, eenvoudige methode om een klinische vraag op te zoeken.
Onze zoekvraag luidt: *Wat is het effect van vitamine C bij verkoudheid?*

Dit is een klinische vraag en we kiezen *Clinical Queries*, in de blauwe balk links (zie pijl).

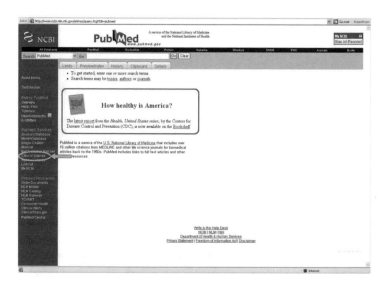

Het volgende scherm verschijnt:

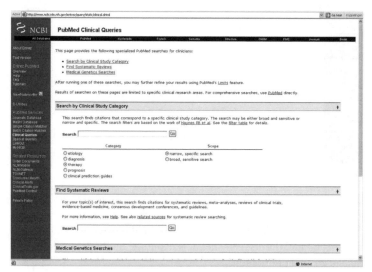

Op deze pagina kunt u aangeven hoe u wilt zoeken en in welk soort artikelen u geïnteresseerd bent.

Onder de *Clinical Queries* liggen zoekfilters verborgen. Zoekfilters zijn zoekstrategieën die gericht zoeken naar een bepaald soort artikelen. PubMed heeft filters voor *therapy, diagnosis, etiology* en *prognosis* en ook voor *clinical prediction guides*.

U kunt tevens een keuze maken uit *narrow, specific search* (= beperkt zoeken, met het risico goede artikelen te missen) of *broad, sensitive search* (= breed zoeken, waarbij relatief meer overbodig materiaal gevonden zal worden).

U heeft de tijd en daarom besluit u eerst *sensitief* te gaan zoeken en vinkt het bolletje vóór deze optie aan (de narrow, specific search staat standaard aangevinkt).
De zoekvraag gaat over therapie, dus kiest u *therapy*.
In de zoekregel tikt u uw zoektermen (PubMed interpreteert spaties als AND, dus u kunt alle woorden los intikken, in het Engels). Tik in: *vitamin C common cold*
PubMed neemt synoniemen en aanverwante termen meteen mee in de zoekactie. Wanneer dit niet gewenst wordt, moeten de zoektermen tussen aanhalingstekens worden geplaatst.
Door te klikken op *Go* begint het zoeken.

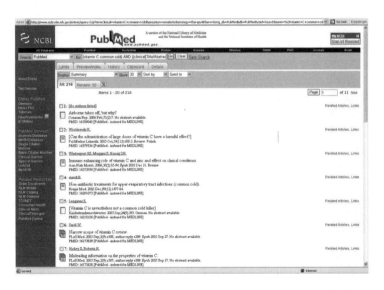

U ziet dat PubMed ongeveer 216 artikelen gevonden heeft, op de sensitieve manier (op de specifieke manier zouden het er ongeveer 21 geweest zijn).

In de zoekregel staat gedetailleerd hoe er gezocht is.
In het volgende plaatje is te zien hoe de diverse *Clinical Query*-filters in
PubMed zijn opgebouwd:

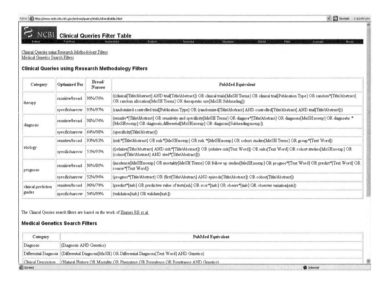

LIMITS

Er zijn manieren om het zoekresultaat in te perken, via de beperkingen ('limits'). Dit kan door onder de zoekregel *Limits* aan te klikken
(zie pijl). Het volgende scherm verschijnt:

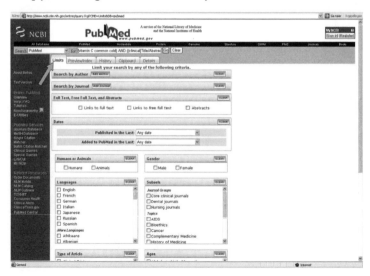

Via *Limits* kan er op een aantal onderwerpen 'gelimiteerd' worden.
Kies onder 'Type of article' *Review*, onder 'Languages' *English* en
onder 'Humans or Animals' *Human*.
Als u nu weer op *Go* klikt, ziet u dat er 32 reviews in het Engels over-
blijven (in de gele balk onder de zoekregel staan de *Limits* waarop u
heeft ingeperkt).

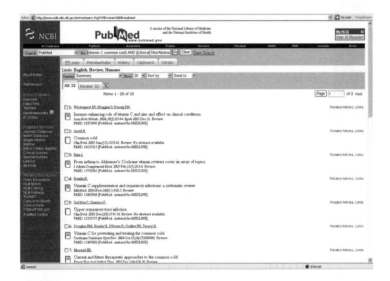

Als u gebruik maakt van deze 'limitering' zoekt PubMed alleen MED-
LINE-referenties, omdat de '*PubMed - in process*' referenties (dit zijn
referenties die nog niet door MEDLINE gecodeerd zijn) niet als zoda-
nig geïndexeerd zijn.

SYSTEMATIC REVIEWS

Onder PubMed's *Clinical Queries* vindt u ook een optie om systematische reviews te vinden: *Find Systematic Reviews*:

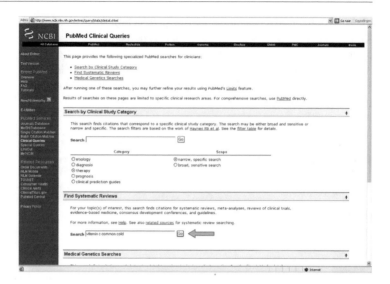

U kunt uw zoektermen meteen intikken in de zoekbalk onder Find Systematic Research en vervolgens op Go klikken.

In het volgende plaatje (uit de helpfunctie van PubMed) is te zien hoe het zoekfilter voor systematic reviews is opgebouwd.

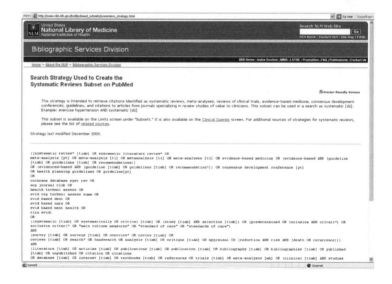

In de zoekbalk zult u echter na een zoekactie via *Find Systematic Reviews* de toevoeging 'AND systematic[sb]' zien staan in plaats van het gehele, uitgebreide zoekfilter.
Er zijn ook andere filters te vinden, bijvoorbeeld:
<http://cebm.net/searching.asp>.

RESULTATEN BEKIJKEN, PRINTEN OF BEWAREN

Abstracts van de artikelen kunt u bekijken door op de naam van de auteur te klikken.
Er zijn verschillende 'display'-mogelijkheden van de gevonden artikelen. Deze zijn te selecteren in het vakje naast *Display*. De kortste referentie is de optie *Brief*, de langste *Citation*. Standaard wordt het *Summary*-formaat getoond. Om de referenties in een literatuurdatabase op te slaan is als display het MEDLINE-formaat vereist.

Lijkt een artikel u de moeite waard, dan kunt u het printen door te klikken op het driehoekje bij de optie *Send to*; kies vervolgens *Printer*. Op dezelfde manier kunt u een artikel bewaren: klik op het driehoekje naast *Send to* en kies *File*.

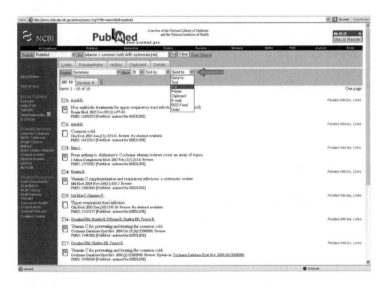

Er kan ook een selectie van interessante artikelen worden gemaakt, door een vinkje te plaatsen in de hokjes voor de referenties.
Het is ook mogelijk de gevonden referenties in te lezen in een literatuurprogramma als Reference Manager, Endnote of Procite. Kies dan als display MEDLINE vóór het opslaan.

Er bestaat ook nog een optie *Clipboard* (via *Clipboard* op het rolmenu bij de optie *Send to*).
Deze optie biedt de mogelijkheid om geselecteerde artikelen even 'weg te zetten', met een maximum van 500 artikelen. Clipboard bewaart ze zolang er met PubMed wordt gewerkt, tot acht uur daarna. Dat is handig wanneer u verschillende zoekacties uitvoert en alles in één keer wilt printen of opslaan.

RELATED ARTICLES

Aan de rechterkant van het scherm met de gevonden referenties staat achter de meeste referenties *Related Articles*. Door hierop te klikken verschijnen veel meer referenties die met de gekozen referentie verband houden. PubMed stelt met behulp van een sterk algoritme een set met 'related articles' samen door het vergelijken van termen uit de titel, het abstract en de MeSH-termen.

Naast *Related Articles* staat soms *Books* (*Books* ligt soms verstopt onder de optie *Links*). Door dit aan te klikken lichten enkele termen op. U kunt weer doorklikken op deze opgelichte, blauw onderstreepte termen. Bij een zoekactie naar 'vitamin c' bijvoorbeeld zal *Vitamin C* oplichten. Door weer op *Vitamin C* te klikken wordt u verwezen naar hoofdstukken uit verschillende boeken, waarin bijvoorbeeld biochemische termen uit het abstract worden uitgelegd. Soms vindt u rechts ook de optie *LinkOut*: dit verwijst naar elektronische tijdschriften en internetsites.

U komt altijd terug op het hoofdscherm van PubMed door te klikken op *PubMed* in de zwarte balk (zie pijl 1):

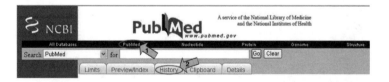

HISTORY

Door te klikken op *History* (onder de zoekbalk, zie pijltje 2) is terug te vinden welke zoekacties u tot nu toe hebt verricht; het aantal treffers is aan de rechterkant op het *History*-scherm te vinden, onder *Results*.

Met de knop *Clear History* op het *History*-scherm kunt u zoekacties
geheel verwijderen.

MY NCBI

Voordat u dat doet laten wij u zien hoe u zoekacties kunt bewaren om
ze later weer te gebruiken. Dit gaat via de optie *My NCBI*.
Klik op *My NCBI*; u vindt het in de blauwe kolom links.

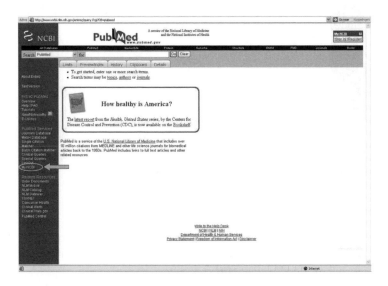

My NCBI is een gratis service waarvoor u zich eenvoudig kunt laten
registreren. In *My NCBI* kan de zoekstrategie onder een wachtwoord
worden opgeslagen. Bij een volgende gelegenheid kan deze zoekstrategie weer worden opgehaald en naar behoefte worden aangepast.

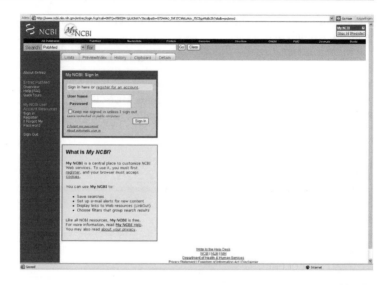

U hebt nu gezien hoe u via de *Clinical Queries* op een snelle, eenvoudige manier kunt zoeken in PubMed.

MeSH Database

Naast de snelle manier van zoeken via de *Clinical Queries* is er ook een nauwkeuriger, meer geavanceerde manier van zoeken naar artikelen, namelijk via de *MeSH Database*.

Maak eerst het oude *History*-scherm leeg door te klikken op de knop *Clear History* (te vinden als u klikt op de optie *History*).

We gaan nu zoeken naar richtlijnen over hypertensie bij ouderen. U doet er goed aan te zoeken met behulp van MeSH-termen: dan hebt u de grootste kans op relevante artikelen.
Om de MeSH-term voor hypertensie te vinden, klikt u eerst op *MeSH Database* in de blauwe kolom links op het openingsscherm van Pub-Med.
U bent nu in de *MeSH Database* aangekomen en ziet *MeSH* boven aan het scherm staan met daaronder een zoekbalk.

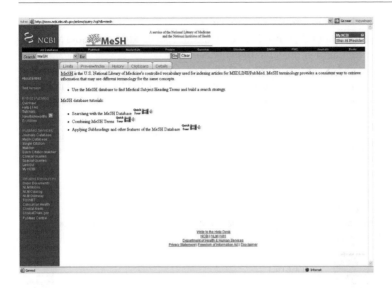

Tik in de zoekbalk de term *hypertension* in en klik vervolgens op *Go*.

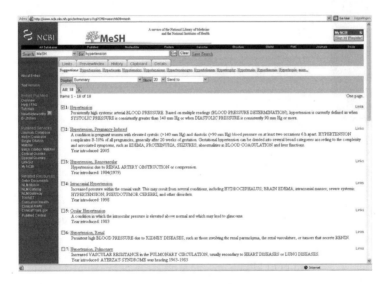

U ziet nu een lijst met MeSH-termen (MeSH-termen zijn trefwoorden, die komen uit een gecontroleerde lijst van termen).

U ziet dat *hypertension* inderdaad als MeSH-term staat aangegeven en u vinkt het vakje vóór *hypertension* aan. Hierna klikt u op *Send to* en kiest u uit het nu verschijnende rolmenu:
Search box with AND (OR of NOT mag in dit geval ook; op dit moment maakt het namelijk niet uit of u AND, OR of NOT kiest omdat er slechts één MeSH-term wordt gezocht).

Er verschijnt nu een zoekscherm met daarin "Hypertension"[MeSH]. Klik op *Search PubMed* (zie pijl) en u vindt een enorm aantal artikelen.

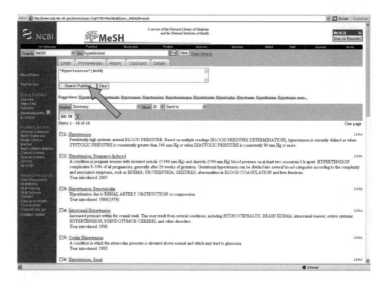

Nu gaat u de volgende MeSH-term zoeken: die voor ouderen. Dit doet u weer door te gaan zoeken in de *MeSH Database*. Klik daartoe opnieuw op *MeSH Database* links in de blauwe kolom.
Op de zoekbalk in de *MeSH Database* tikt u nu bijvoorbeeld *elderly* in. Er wordt gezocht naar de beste MeSH-term en dat is in dit geval: *Aged*.
U gaat weer op dezelfde manier als boven te werk en vinkt de term *Aged* aan. Vervolgens klikt u op *Send to* en kiest uit het rolmenu *Search box with* AND. In het hierna verschijnende zoekvak klikt u op *Search PubMed*.

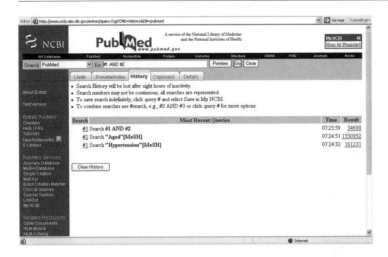

U hebt nu twee zoekacties uitgevoerd in de *MeSH Database*. Controleer dit door *History* op het hoofdscherm van PubMed aan te klikken (en *niet* de History in de MeSH Database).
De twee sets kunt u nu combineren. Maak hiervoor eerst de zoekbalk leeg met de *Backspace*- of de *Clear*-knop rechts naast de zoekbalk.
Tik nu in: #1 AND #2 (afhankelijk van de setnummers).
Klik op *Go* en u krijgt het resultaat van de gecombineerde zoektermen: ruim 34.500 treffers.

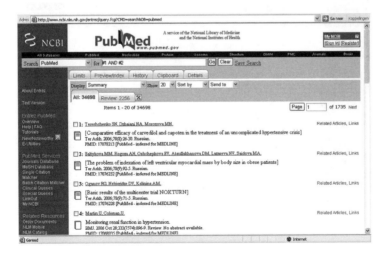

Dat is natuurlijk nog te veel, dus wij gaan het aantal beperken via de Limits.
Kies bijvoorbeeld bij 'Type of Article' voor Practice Guideline, bij 'Languages' voor English en bij 'Humans or Animals' voor Humans.

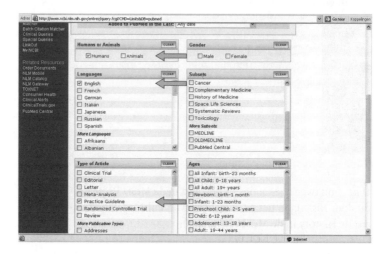

Klik nu op Go en u vindt ongeveer 33 richtlijnen:

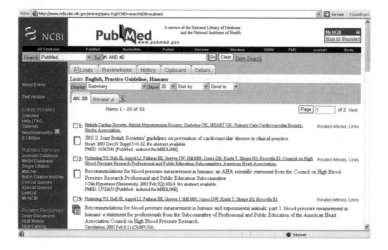

Hiervoor geldt weer hetzelfde: door op de naam van de auteur te klikken krijgt u het abstract te zien, door op *Related Articles* te klikken vindt u verwante artikelen. Ook staat soms rechts boven het abstract *Books* (met verwijzingen naar boeken over hetzelfde onderwerp) of *LinkOut* (met verwijzingen naar tijdschriften en websites): hier kan ook belangrijke informatie zitten.

Let op: als u een nieuwe zoekactie gaat doen, moet u eerst de oude 'limits' verwijderen (hokje vóór *Limits* leeg maken en vervolgens op *Go* klikken). Doet u dit niet, dan blijft PubMed artikelen zoeken met de aangevinkte limits.

Andere mogelijkheden van PubMed

Het is ook mogelijk om op vrije tekstwoorden te zoeken, dus zonder de *MeSH Database* te gebruiken.

Voordeel van zoeken via vrije tekstwoorden is, dat u tevens de nieuwste artikelen vindt; dit zijn artikelen die nog niet door de indexeerders van MeSH-termen zijn voorzien.

Een ander voordeel is, dat er automatisch wordt 'gemapped' naar eventuele MeSH-termen.

Nadeel van zoeken via de zoekregel van PubMed is, dat er heel veel referenties worden gevonden waar de zoekterm in voorkomt, zonder betekenis. Zoekt u bijvoorbeeld naar 'aspirine' als vrij tekstwoord, dan worden ook alle referenties gevonden waarin staat dat patiënten die aspirine slikken worden uitgesloten van het onderzoek. Mogelijk is dit voor u irrelevant en hebt u niets aan deze artikelen.

De methode van zoeken via vrije tekstwoorden kan het beste worden gebruikt als er geen MeSH-term voor het gezochte begrip bestaat, of wanneer er heel weinig literatuur over het onderwerp is.

Zoeken op auteursnaam kan ook, door in de zoekregel de naam en voorletter(s) in te tikken, zonder leestekens (bijvoorbeeld: Mulrow CD), of de auteur en een onderwerp (bijvoorbeeld: Mulrow CD meta-analysis). U vindt dan enkele artikelen met Mulrow als auteur, die handelen over meta-analyse.

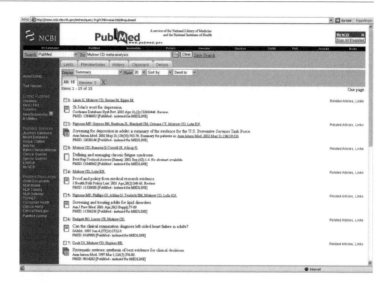

Het is ook mogelijk in aparte velden te zoeken, bijvoorbeeld in de titels. Hiervoor moet in het openingsscherm eerst *Limits* worden aangeklikt. Hierna scrolt u naar beneden tot u het vakje *Tag Terms* ziet staan, waarbij ook *Default Tag* staat. Kies voor *Title* (indien u wilt dat de zoekterm die u in de zoekbalk hebt ingetikt wordt gezocht als woorden uit de titel).

Oefenvragen

Bedenk of de vraag zich leent om via *Clinical Queries* op te zoeken (snel, met behulp van zoekfilters) of via de *MeSH Database*.

1 Vermindert het toedienen van oestrogeen aan postmenopauzale vrouwen het risico van Alzheimer?
2 Wat is de prognose van thuisdialyse bij ouderen wat betreft levensverwachting en kwaliteit van leven?
3 Wat is een betrouwbare test om Helicobacter pylori aan te tonen? U zoekt een systematische review.

Zoeken in de PEDro-database

PEDro is de Physiotherapy Evidence Database.
De PEDro-database is een initiatief van de Centre for Evidence-Based

Physiotherapy (CEBP), een groep van clinici en wetenschappelijk geschoolde fysiotherapeuten.
PEDro is tevens verbonden met de 'Rehabilitation and Related Therapies' Field van de Cochrane Collaboration.
Het webadres van PEDro is: http://www.pedro.fhs.usyd.edu.au/

PEDro geeft samenvattingen van randomized controlled trials (RCT's), systematische reviews en evidence-based clinical practice guidelines op het gebied van de fysiotherapie.
De meeste trials in PEDro worden beoordeeld op kwaliteit. Zo kunt u snel zien van welke trials de effectiviteit is aangetoond, middels het best beschikbare bewijs ('evidence').

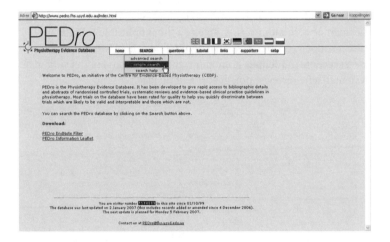

Zoeken in PEDro doet u door te klikken op *Search*. U kunt kiezen uit *Advanced Search* en *Simple search*.
We klikken *Simple search* aan. Wij zijn op zoek naar artikelen die bekijken of bedrust nuttig is als therapie voor acute lagerugpijn.
De zoektermen die wij voor deze zoekvraag intikken zijn: acute low back pain bed rest.
Via *Start Search* gaat PEDro zoeken naar artikelen. Er verschijnt vervolgens een lijst van 23 records.
Een aantal van deze records zijn practice guidelines (richtlijnen), een aantal zijn systematic reviews en een aantal zijn clinical trials.

In PEDro worden alleen de clinical trials (en niet de guidelines of systematische reviews) beoordeeld en wel volgens een bepaalde checklist: de PEDro-scale.

De PEDro-scale neemt twee aspecten van de kwaliteit van de trial in overweging, namelijk de geloofwaardigheid (='believability') of de interne validiteit van de trial. Er wordt ook gekeken of de trial voldoende statistische informatie bevat om het te kunnen interpreteren. De 'PEDro-score' wordt eenvoudigweg bepaald door het aantal toereikende checklist-criteria te tellen die het trial-rapport leveren.

Als u de PEDro-database doorzoekt, dan wordt de PEDro-score gebruikt om de clinical trials te sorteren op de pagina met de zoekresultaten. Zoals gezegd worden systematische reviews en clinical practice guidelines niet beoordeeld op kwaliteit. U ziet bij deze studietypen de vermelding 'N/A' staan (= 'not applicable'). In de lijst met gevonden records worden de guidelines als eerste getoond. De meest recente guidelines komen bovenaan te staan. Hierna volgen de systematische reviews, ook gesorteerd op jaar.

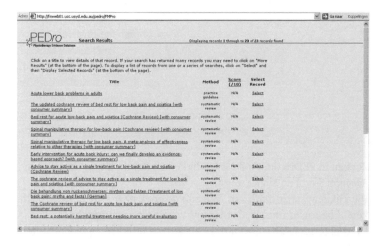

Scrollen wij iets naar beneden dan komen wij de clinical trials tegen. Deze zijn dus wel beoordeeld volgens de PEDro-checklist.

U kunt in de lijst een trial zien staan, getiteld: 'Bed rest or normal activity for patients with acute low back pain: a randomized controlled trial (with consumer summary)'.

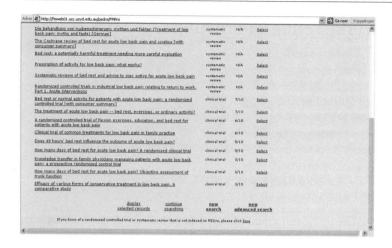

Klik op deze titel en kijk vervolgens bij *Method score*.
U kunt dan zo de beoordeling volgens PEDro-checklist in één keer doornemen.

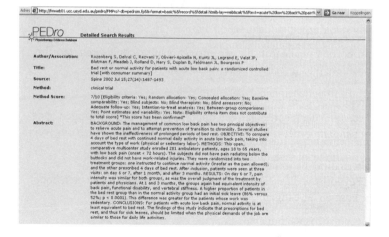

Verklarende woordenlijst

In deze lijst is een aantal woorden uit de onderzoeksmethodologie en uit de statistiek opgenomen. De verklaringen zijn zo beknopt mogelijk gehouden om een globaal beeld te geven van de begrippen. De betekenissen zijn ten dele ontleend aan:
- Dassen, ThWN, Keuning FM. Lezen en beoordelen van onderzoekspublicaties. Intro: Baarn, 1998.
- Eijk ThM van, Gubbles JW. Wetenschappelijk onderzoek in de huisartsgeneeskunde. Utrecht: CWO-NHG, 1983.

accuraatheid van een test
proportie van alle tests die een correct resultaat opleveren (terecht positieve plus terecht negatieve testresultaten)

afwijkingen van protocol
het aantal deelnemers aan een onderzoek bij wie de metingen of de behandeling niet volgens het onderzoeksprotocol worden uitgevoerd

alternatieve hypothese
de hypothese die wel effect of associatie verwacht en die men hoopt te kunnen bevestigen

aselecte steekproef
een steekproef die aselect is samengesteld, waardoor ieder individu uit een onderzoekspopulatie dezelfde kans heeft om in de steekproef te komen. Wanneer op basis van een steekproef een uitspraak wordt gedaan over de populatie, is een eis dat de steekproef aselect is getrokken

assessment
kenmerken en eisen omtrent het meten aan patiënten

associatie
samenhang tussen twee variabelen

beschrijvend onderzoek
onderzoek waarin de mate waarin bepaalde variabelen (verschijnselen) voorkomen het aandachtspunt vormt

betrouwbaarheidsinterval
het interval waarbinnen met een bepaalde zekerheid een meting valt

bias
vertekening van resultaten

blindering
de patiënt, behandelaar en/of effectbeoordelaar zijn niet op de hoogte van de toegewezen behandeling in effectonderzoek

bronpopulatie
de populatie waaruit een steekproef is getrokken of onderzoeksdeelnemers zijn geselecteerd

centrale tendentiematen
maten die de centrale waarde aangeven, bijvoorbeeld gemiddelde, mediaan en modus. Rondom deze centrale waarden zijn de andere waarnemingen gespreid. Dit kan worden aangegeven met behulp van spreidingsmaten

cohort
groep mensen (populatie) waarvan het lidmaatschap wordt bepaald door een bepaalde gebeurtenis in de tijd

confounders
factoren die de relatie tussen de variabele waar de onderzoeker in geïnteresseerd is (bijvoorbeeld een risicofactor of prognostische factor) en de uitkomst verstoren of (deels) verklaren

correlationeel onderzoek
onderzoek naar de mogelijke samenhang tussen twee of meer variabelen

cross-sectioneel onderzoek
een onderzoeksstrategie waarmee op een moment in de tijd gegevens over één of meer variabelen worden verzameld

data
gegevens

descriptief onderzoek
zie beschrijvend onderzoek

design
onderzoeksontwerp

dichotome variabele
een variabele die maar twee waarden kan aannemen: de variabele 'geslacht' (waarden: man en vrouw) bijvoorbeeld is dichotoom

dubbelblind
zie blindering

enkelblind
zie blindering

etiologisch onderzoek
onderzoek naar risicofactoren voor het ontstaan van een ziekte of aandoening

exploratief onderzoek
een vorm van onderzoek waarbij aan de hand van observaties een eerste indruk van een situatie wordt verkregen

externe validiteit
de vertaling (generaliseerbaarheid) van onderzoeksresultaten naar de populatie. Het gaat hier om de vraag in hoeverre de conclusies die zijn gevonden in het onderzoek ook gelden voor de rest van de popu-

latie waaruit de steekproef afkomstig is, of voor andere populaties die vergelijkbaar zijn met de onderzochte steekproef

frequentieverdeling
een cijfermatige opsomming van de waarden van een variabele met daarbij vermeld hoe vaak de waarden voorkomen. Grafisch kan onder andere gebruik worden gemaakt van een staafdiagram, een cirkeldiagram of een frequentiepolygoon

gecontroleerd onderzoek
effectonderzoek waarbij de effectiviteit van een behandeling tussen minimaal twee groepen wordt vergeleken (minstens één controlegroep)

gemiddelde
een centrale tendentiemaat: de som van alle waarden gedeeld door het aantal waarden

gerandomiseerd onderzoek
effectonderzoek waarin de behandeling op basis van toeval (aselect) aan de patiënten wordt toegewezen, vaak aangeduid als RCT (randomized clinical trial)

gouden standaard
een erkende, ideale test met de hoogste mate van validiteit

informed consent
toestemming voor deelname aan onderzoek nadat schriftelijke informatie over het onderzoek is verstrekt en alle vragen van de potentiële deelnemer zijn beantwoord

inceptiecohort
deelnemers aan een cohortonderzoek, zo vroeg mogelijk in het beloop van de ziekte geselecteerd voor deelname

informatiebias
metingen worden niet bij alle onderzoeksdeelnemers op dezelfde wijze uitgevoerd, er is sprake van onvergelijkbaarheid van informatie

'intention to treat'-analyse
de resultaten van deelnemers aan effectonderzoek worden geanalyseerd volgens de behandelgroep waaraan ze na randomisatie zijn toegewezen (ongeacht afwijkingen van protocol)

interbeoordelaarsreproduceerbaarheid
het door twee of meer beoordelaars of therapeuten uitvoeren van een meting of test bij één of meer patiënten. Dit bepaalt de mate van overeenstemming in de resultaten van een test wanneer deze door twee of meer beoordelaars of therapeuten wordt uitgevoerd bij één of meer patiënten

interne validiteit van een onderzoek
de mate waarin het onderzoek antwoord kan geven op de onderzoeksvraag en vertekening van de resultaten wordt voorkomen

intervalgegevens
meetniveau waarbij de afstanden tussen de meetwaarden (getallen) steeds even groot zijn

intrabeoordelaarsreproduceerbaarheid
het herhaald uitvoeren van een test door één beoordelaar of therapeut bij één of meer patiënten. Dit bepaalt de mate van overeenstemming in de resultaten van een test wanneer deze herhaald wordt uitgevoerd door één beoordelaar of therapeut bij één of meer patiënten

mediaan
een centrale tendentiemaat: de waarde waarboven en waaronder zich evenveel waarden bevinden

meta-analyse
kwantitatieve (statistische) samenvatting van resultaten van afzonderlijke onderzoeken

modus
een centrale tendentiemaat die de meest voorkomende waarde aangeeft

negatief voorspellende waarde
de kans dat de aandoening niet aanwezig is bij een negatief testresultaat

nominale gegevens
meetniveau waarbij een etiket aan de gegevens wordt toegekend

non-respons
dat deel van de steekproef van wie geen bruikbare gegevens worden
verkregen (bijvoorbeeld als gevolg van weigering, ziekte, verhuizing
en dergelijke)

nulhypothese
de hypothese die geen effect of associatie verwacht en die men hoopt
te kunnen verwerpen

ongecontroleerd onderzoek
effectonderzoek zonder controlegroep

ordinale gegevens
meetniveau waarbij de meetwaarden behalve een etiketaspect ook een
ordeningsaspect hebben. De afstanden tussen de gegevens zijn echter niet gelijk

peer review
beoordeling van een artikel of onderzoeksvoorstel door vakgenoten

'per protocol'-analyse
analyse van de resultaten van effectonderzoek waarbij alleen de deelnemers worden meegenomen die volgens protocol zijn gemeten en
behandeld

percentage overeenstemming
het percentage overeenstemming van nominale of ordinale uitspraken van verscheidene beoordelaars of bij herhaalde metingen

populatie
de verzameling onderzoekseenheden waarop het onderzoek is gericht

positief voorspellende waarde
de kans dat de aandoening aanwezig is bij een positief testresultaat

pragmatisch onderzoek
onderzoek waarin behandelingen worden vergeleken zoals die in de dagelijkse praktijk worden uitgevoerd

predictieregel
lijst van prognostische factoren waarmee (op eenvoudige wijze) de kans op de uitkomst van de klacht of ziekte voor een individuele patiënt kan worden berekend

prognostisch onderzoek
onderzoek naar het beloop van een klacht of ziekte en de factoren die dit beloop zouden kunnen beïnvloeden (prognostische factoren)

prospectief onderzoek
onderzoek waarbij gegevens prospectief (voorwaarts in de tijd) worden verzameld

PubMed
Literatuurdatabase die toegang biedt tot MEDLINE (grootste internationale biomedische database)

randomisatieprocedure
de methode van aselecte toewijzing in een gerandomiseerd effectonderzoek

range
een spreidingsmaat die het verschil tussen de hoogste en laagste waarde aangeeft

ratiogegevens
meetniveau waarbij de afstanden tussen de meetwaarden (getallen) steeds even groot zijn (= intervalgegevens) maar die als extra kenmerk hebben dat er sprake is van een reëel nulpunt

retrospectief onderzoek
onderzoek waarbij gegevens retrospectief (terug in de tijd) worden verzameld

reproduceerbaarheid van een meetinstrument
de mate waarin een meetinstrument bij herhaalde metingen op dezelfde onderzoekselementen dezelfde waarde als meetresultaat geeft

respons
dat deel van de steekproef dat feitelijk meedoet aan een onderzoek

responsiviteit van een meetinstrument
de mate waarin een meetinstrument bij een patiënt klinisch relevante veranderingen in de tijd kan vaststellen

selectiebias
het wel of niet deelnemen aan een onderzoek hangt samen met de uitkomst van het onderzoek; de deelnemers vormen geen goede afspiegeling van de bronpopulatie

selectiecriteria
de criteria waaraan een patiënt moet voldoen om in aanmerking te komen voor deelname aan een onderzoek (in- en uitsluitcriteria)

sensitiviteit
de kans op een positief testresultaat bij aanwezigheid van de aandoening

significantie
de kans dat een uitspraak op toeval berust

specificiteit
de kans op een negatief testresultaat bij afwezigheid van de aandoening

standaarddeviatie
een spreidingsmaat die aangeeft hoe de verdeling rondom het gemiddelde is

standaardisatie
het uitvoeren van een handeling op een voorgeschreven of afgesproken wijze

statistische power
de mate waarin via een onderzoek klinisch relevante effecten of associaties met statistische significantie aangetoond kunnen worden

steekproef
een selectie van een beperkt aantal onderzoekseenheden uit een grotere populatie

systematische review
een gestructureerde samenvatting van eerder uitgevoerd onderzoek

tijdserieonderzoek
onderzoek aan één of meer patiënten met herhaalde metingen in de tijd

uitbijter
een sterk afwijkende waarde in de gemeten gegevens. Vooral bij onderzoek bij patiënten moet men hier rekening mee houden

uitval
staken van deelname aan onderzoek

validiteit van een meetinstrument
de mate waarin een meetinstrument meet wat het beoogt te meten

variabele
een kenmerk of eigenschap die kan variëren

variantie
een maat voor de spreiding rondom het gemiddelde. De wortel van de variantie is de standaarddeviatie

Wet van Lasagna
het aantal beschikbare potentiële deelnemers aan een onderzoek is altijd veel kleiner dan vooraf verondersteld

zoekfilters
Voorgefilterde of vooraf ontwikkelde combinaties van zoektermen, die in een literatuurdatabase gebruikt kunnen worden t.b.v. specifieke zoekopdrachten

zoekstrategie
wijze van zoeken naar relevante literatuur

Register